家常菜里的

# 对症食疗

## 小偏方

宋文植 主编

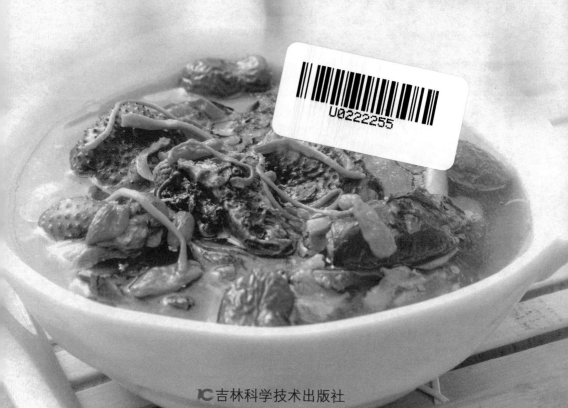

吉林科学技术出版社

## 图书在版编目（CIP）数据

家常菜里的对症食疗小偏方 / 宋文植主编. -- 长春
: 吉林科学技术出版社，2013.8
ISBN 978-7-5384-7085-7

Ⅰ. ①家… Ⅱ. ①宋… Ⅲ. ①食物疗法－食谱 Ⅳ.
①R247.1②TS972.161

中国版本图书馆CIP数据核字(2013)第200327号

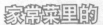
# 家常菜里的
# 对症食疗小偏方

| | |
|---|---|
| 主　　编 | 宋文植 |
| 编　　委 | 胡海洋　李　静　李　娟　李　倩　李晓林 |
| | 刘　刚　刘　强　刘海燕　刘建伟　王　静 |
| | 王海波　姚　兰　于　娟　张　莉　张红艳 |
| 出 版 人 | 李　梁 |
| 策划责任编辑 | 隋云平 |
| 执行责任编辑 | 李永百 |
| 封面设计 | 邵丽丽 |
| 制　　版 | 长春市创意广告图文制作有限责任公司 |
| 开　　本 | 710mm×1000mm　1/16 |
| 字　　数 | 240千字 |
| 印　　张 | 14 |
| 印　　数 | 8001－43000册 |
| 版　　次 | 2014年7月第1版 |
| 印　　次 | 2022年8月第2次印刷 |

| | |
|---|---|
| 出　　版 | 吉林科学技术出版社 |
| 发　　行 | 吉林科学技术出版社 |
| 地　　址 | 长春市净月开发区福祉大路5788号龙腾国际大厦A座7层 |
| 邮　　编 | 130118 |
| 发行部电话/传真 | 0431-81629398　85635177　85651759 |
| | 85651628　85600611　85670016 |
| 储运部电话 | 0431-86059116 |
| 编辑部电话 | 0431-81629378 |
| 网　　址 | www.jlsycbs.net |
| 印　　刷 | 天津海德伟业印务有限公司 |

| | |
|---|---|
| 书　　号 | ISBN 978-7-5384-7085-7 |
| 定　　价 | 65.00元 |

如有印装质量问题可寄出版社调换

　　药疗不如食疗，会吃的人可以把食物变成"治病良药"。每种食物都有其各自的特性，将它们搭配食用，会产生各种各样奇妙的变化。食物经过合理的搭配，不仅可以满足人们养生的需要，甚至可以达到食疗、治病的效果。

　　本套图书包含了降血糖、降血压、降血脂、防癌抗癌、常见病对症治疗等方面的食疗小偏方。书中的食疗偏方，以传统中医养生学和现代营养学理论为基础，从食物的营养分析、营养优势、购储技巧、营养搭配、相宜相克……全方位地进行了详细地阐述。寓医于食，药食同源，不但能满足人们"厌于药，喜于食"的天性，且取材广泛，花钱少，用处大，效果好，易于家庭自制，是适合家庭食用的药膳食疗工具书。

　　书中的食疗小偏方只是给各位读者的参考借鉴，不能代替医生的诊断和治疗。请各位读者多留意自己的身体状况，需要就医时还是应及时去医院就诊，不要延误治疗。

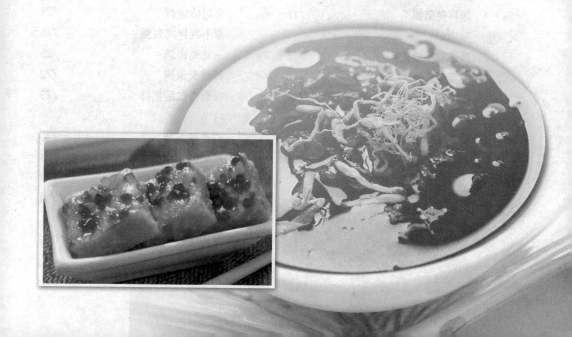

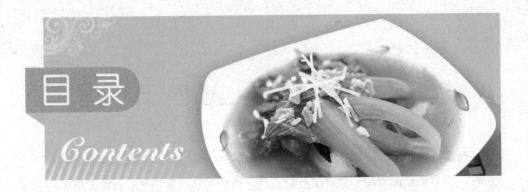

# 目 录

## Contents

**Part 2**

**小儿常见病**

## Part 3
## 职业常见病

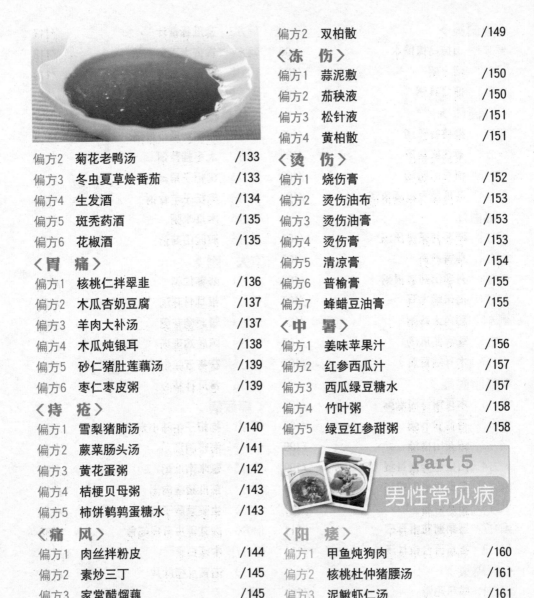

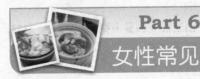

## Part 5
## 男性常见病

## Part 4
## 日常急救

## Part 6
## 女性常见病

## Part 7
## 常见皮肤病

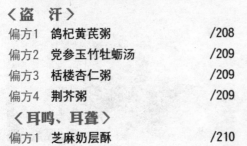

## Part 8
### 中老年常见病

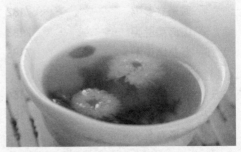

家常菜里的
对症食疗小偏方

Part ❶
日常小病

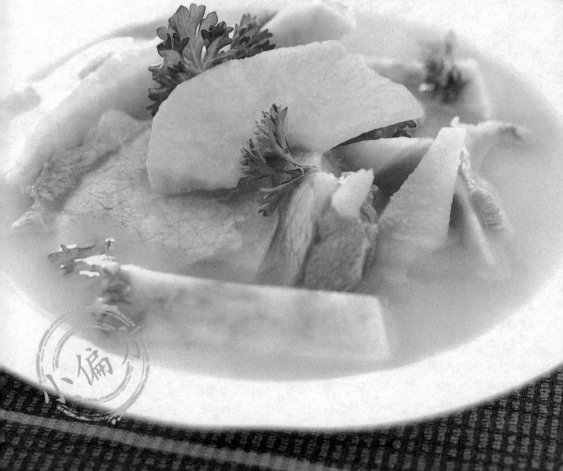

# 感　冒

感冒是感受触冒风邪所致的常见外感疾病。如在一定时期内广泛流行，称为时行感冒。现代医学中的普通感冒，流行性感冒，上呼吸道感染，扁桃体炎等可参考治疗。

辨证分型
1. 风寒型：症见恶寒重，发热轻，无汗，头痛，时流清涕。
2. 风热型：症见恶风，发热重，汗出不畅，咽喉肿痛，流黄浊涕。
3. 暑湿型：症见恶风，身热，汗少，鼻流浊涕，心烦，小便短赤。

偏方 1

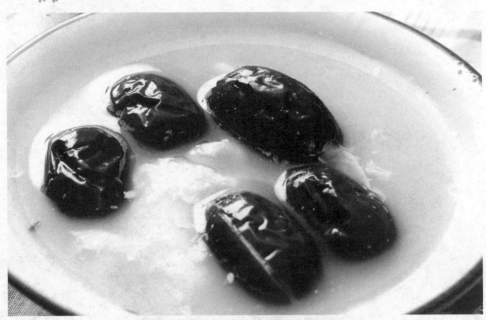

## 鱼腥草杏仁鸡蛋羹

▲原料 鸡蛋清4个，薏米150克，鲜鱼腥草100克，甜杏仁50克，红枣适量。

▲调料 蜜糖适量。

✖制作步骤

❶ 将薏米、甜杏仁、鱼腥草分别洗净；红枣去核、洗净；鸡蛋清放入大碗中搅打均匀。

❷ 将薏米、甜杏仁、红枣放入锅中，加入适量清水，置旺火上煮沸，再转小火煲约1小时。

❸ 然后放入鱼腥草煲约30分钟，过滤后取

汁，趁热冲入鸡蛋清碗中，最后加入蜜糖调匀，放上红枣，即可上桌。

功效 此方适合感冒，风热型。症见咽喉肿痛，流黄浊涕。

细语妙方
　　鱼腥草具有清热解毒、消痈排脓、利尿通淋的作用，它还有抗菌、抗病毒的作用，是一种天然的抗生素；杏仁能止咳平喘，润肠通便，可治疗肺病、咳嗽等疾病。

偏方 2

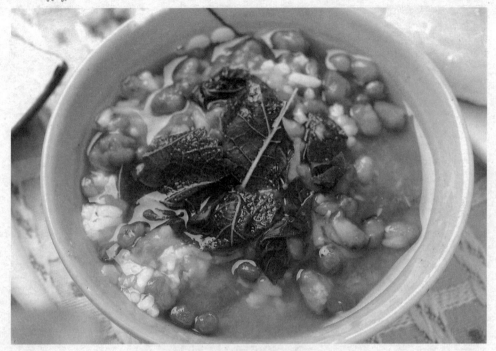

# 蒲公英绿豆糖水

**🔺原料** 绿豆、大米各100克, 蒲公英20克。

**🔺调料** 白糖适量。

**✄制作步骤**

❶ 将蒲公英择洗干净, 放入温水中浸泡30分钟, 捞出沥干。

❷ 绿豆、大米淘洗干净, 用清水浸泡。

❸ 坐锅点火, 加入适量清水, 先下入绿豆、大米旺火烧沸, 再撇去浮沫, 转小火煮约40分钟, 然后加入蒲公英续煮20分钟, 再放入白糖煮至溶化, 即可出锅装碗。

**功效** 此方适合病毒性感冒、流行性感冒。

> **细说妙方** 蒲公英清热解毒, 消肿散结, 利尿通淋, 用于咽痛, 肺痈, 肠痈, 湿热黄疸, 热淋涩痛; 绿豆性凉、味甘, 具有清热解毒、消暑除烦、止渴健胃等养生保健的功效。

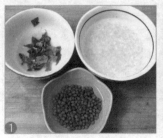

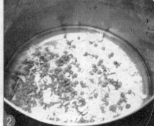

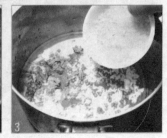

偏方 3

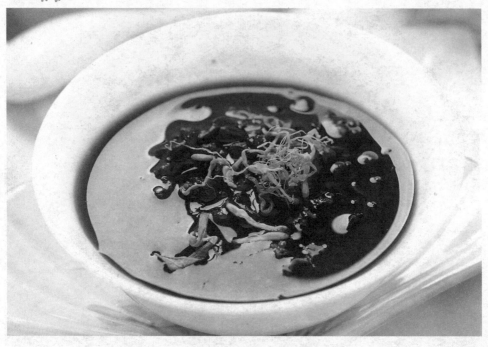

# 金银黑米粥

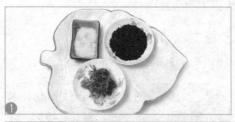

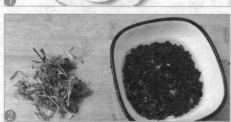

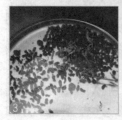

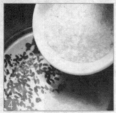

⚖ 原料 黑米100克，金银花20克。

⚖ 调料 白糖适量。

✂ 制作步骤

❶ 将黑米淘洗干净，放入清水浸泡4小时；金银花用温水浸泡，洗净。

❷ 锅中加入适量清水，放入黑米、金银花煮开，再改用小火煮约40分钟至米烂粥熟。

❸ 然后加入适量白糖煮至溶化，即可出锅装碗。

功效 此方适合感冒，风热型。症见咽喉肿痛，流黄浊涕。

细说妙方 金银花清热解毒，疏散风热，用于红肿热痛，外感风热，温病初起，热毒血痢，暑热烦渴，咽喉肿痛；黑米具有滋阴补肾，健脾暖肝、补益脾胃，益气活血，养肝明目等疗效。

偏方 4

# 莲藕雪梨甜汤

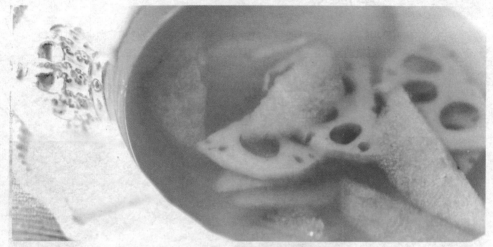

🔺 原料 莲藕100克，雪梨2个，冰糖30克。

🔺 调料 冰糖30克，清水2000克。

✖ 制作步骤

❶ 将莲藕洗涤整理干净，切成小片；雪梨洗净，去皮及核，切成小块备用。

❷ 将莲藕、雪梨、清水一同放入锅中用大火烧开，再转小火炖约20分钟。

❸ 最后加入冰糖，关火晾凉，出锅装碗即可。

功效 此方适合用于感冒已愈，热难清，仍留余咳者。

细说妙方 莲藕性寒，有清热凉血的作用，可用来治疗热性病症；雪梨有润肺清燥、止咳化痰、养血生肌的作用，对急性气管炎和上呼吸道感染的患者出现的咽喉干、痒、痛、音哑、痰稠、便秘、尿赤均有良效。

---

# 红薯姜汤

偏方 5

🔺 原料 红薯300克。

🔺 调料 姜100克，白糖10克，精盐5克。

✖ 制作步骤

❶ 将红薯去皮、洗净，切大块；姜去皮、洗净，切块；备用。

❷ 锅置火上，放入足量清水烧开，放入红薯、姜块；大火煮开后，转小火煮约30分钟。

❸ 最后加入精盐、白糖搅匀，待白糖溶化即可。

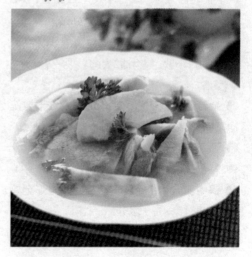

# 结膜炎

结膜炎是眼科最常见的疾病之一，其致病原因可分为微生物性和非微生物性两大类。最常见的是微生物感染，致病微生物可为细菌、病毒或衣原体。偶见真菌、立克次体和寄生虫感染。根据结膜炎的发病快慢可分为超急性、急性或亚急性、慢性结膜炎。一般而言，病程少于3周者为急性结膜炎，而超过3周者为慢性结膜炎。

偏方 1

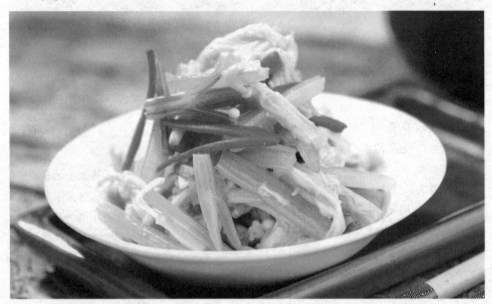

## 金针菇拌芹菜

🔹**原料** 金针菇250克，嫩芹菜200克。

🔹**调料** 红干椒10克，花椒15粒，精盐、味精、白糖各1/2小匙，植物油2大匙。

✂ **制作步骤**

❶ 金针菇去根、洗净，切成两段；红干椒洗净，去蒂及籽，切成细丝。

❷ 芹菜择洗干净，放入沸水锅中焯煮3分钟，捞出过凉，沥干水分，切成小段。

❸ 锅中加入清水烧沸，放入金针菇焯至熟透，捞出过凉，挤干水分。

❹ 芹菜段、金针菇放入容器中，加入精盐、味精、白糖翻拌均匀，装入盘中。

❺ 净锅上火，加油烧至五成热，先下入花椒炸出香味，捞出不用，再关火，放入红干椒丝炒至酥脆，出锅浇在金针菇上即可。

**功效** 此方适合急性结膜炎，热毒型。症见赤肿明显，眼痛灼热。

**细说妙方** 金针磨有清热利尿，解毒消肿，养血平肝等功效，有利肝脏，常食用金针菇可以降低胆固醇，对高血压、胃肠道溃疡、肝病、高血脂等有一定的防治功效。

偏方 **2**

# 黑豆热敷

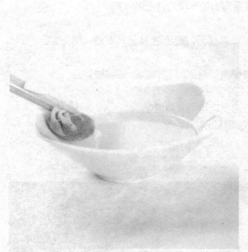

① ②

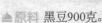原料 黑豆900克。

△主治 急性结膜炎, 风热型。症见眼赤痛并水肿。

✂ 制作、用法

将黑豆分作10份, 用软布各裹定, 于沸水中蘸过。趁热熨眼, 互换使用, 每日数次, 病愈止。

> 细说妙方
>
> 黑豆性平、味甘; 归脾、肾经, 具有消肿下气、润肺燥热、活血利水、祛风除痹、补血安神、明目健脾、补肾益阴、解毒的作用。

# 银耳黄菊露

偏方 **3**

△原料 干银耳60克, 干菊花、红枣各25克。

△调料 冰糖适量。

✂ 制作步骤

❶ 银耳用温水浸泡至涨发, 捞出去蒂, 再沥干水分, 撕成小朵; 红枣泡软, 去除枣核。

❷ 净锅置火上, 加入清水烧沸, 放入银耳块焯烫一下, 捞出沥干。

❸ 干菊花用清水洗净, 捞出沥干。

❹ 坐锅点火, 加入适量清水, 先下入菊花旺火烧沸, 再转小火煮约10分钟。

❺ 然后撇去浮沫和杂质, 放入银耳块、红枣

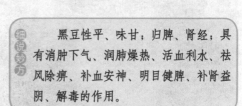

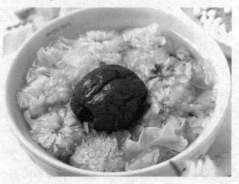

续煮30分钟。

❻ 再加入冰糖煮至完全溶化, 离火出锅, 晾凉后倒入大碗中即可。

# 腹 泻

腹泻是指排便次数增多, 粪便稀薄, 甚至泻出如水样为特征的疾病。

辨证分型

1. 感受外邪型: 寒湿型症见泄泻清稀, 腹痛肠鸣, 脘闷食少, 恶寒发热; 湿热型症见泻下急迫, 粪黄而臭。

2. 食滞肠胃型: 症见腹痛肠鸣, 泻下粪便臭如败卵, 泻后痛减, 嗳腐酸臭。

3. 肝气乘脾型: 症见胸胁胀闷, 嗳气食少, 紧张易泻。

4. 脾胃虚弱型: 症见大便时溏时泻, 进油腻之物则便数增多。

5. 肾阳虚衰型: 症见黎明泄泻, 腹痛, 肠鸣即泻, 形寒肢冷。

偏方 1

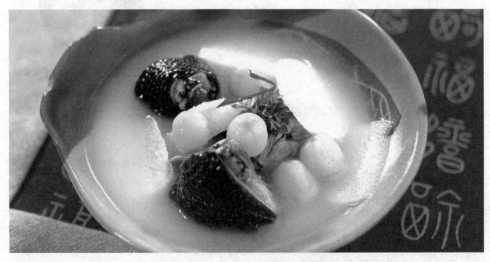

## 莲子芡实瘦肉汤

♦ 原料 净乌鸡1只, 山药100克, 干莲子50克, 芡菜20克, 枸杞子10克。

♦ 调料 姜片、蒜末各15克, 精盐、高汤精、料酒各1大匙, 白糖、米醋、香油各1/2小匙。

✿ 制作步骤

❶ 乌鸡洗净, 剁成大块; 山药去皮、洗净, 切成小块; 莲子用清水泡透; 芡菜洗净, 切成小段。

❷ 砂锅中加入清水, 先下入姜片、鸡块、莲子、山药煲约1小时, 再加入枸杞子略煮, 关火上桌。

❸ 净锅加清水烧沸, 放入芡菜、蒜末、精盐、米醋、白糖、高汤精、香油煮匀, 倒入砂锅中即可。

功效 此方适合腹泻, 脾胃虚弱型。症见大便时溏时泻, 进油腻之物则便数增多。

细说妙方 莲子补脾止泻; 山药具有健脾、补肺、固肾、益精等多种功效, 并且对肺虚咳嗽、脾虚泄泻、肾虚遗精、带下及小便频繁等症, 都有一定的疗补作用。

偏方 2

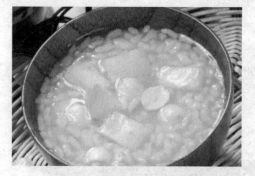

偏方 3

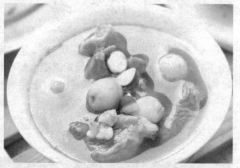

# 冬瓜莲米粥

🔺 **原料** 冬瓜200克，大米50克，莲子25克。

🔺 **调料** 冰糖2大匙。

🎀 **制作步骤**

❶ 将冬瓜去掉瓜瓤（留冬瓜皮），用清水洗净，沥净水分，切成小块。

❷ 莲子用清水浸泡至软，捞出沥水，去掉莲子心，用清水洗净。

❸ 大米淘洗干净，放入净锅中，加入适量清水烧沸，转中火煮约30分钟至近熟。

❹ 再放入冬瓜块、莲子煮熟成米粥，加入冰糖煮至完全溶化，出锅装碗即可。

# 莲子芡实瘦肉汤

🔺 **原料** 猪瘦肉500克，莲子80克，芡实50克。

🔺 **调料** 精盐适量。

🎀 **制作步骤**

❶ 猪瘦肉洗净，切块，飞水。

❷ 莲子、芡实提前浸泡，洗净。

❸ 将适量清水放入煲内，煮沸后加入以上材料，猛火煲滚后改用慢火煲2小时，加精盐调味即可。

**功效** 此方适合腹泻，脾胃虚弱型。症见大便时溏时泻，进油腻之物则便数增多。

# 糯米蛋黄粥

🔺 **原料** 糯米200克，鸡蛋2个，山药75克，薏米50克，白茯苓20克。

🔺 **调料** 白糖2大匙。

🎀 **制作步骤**

❶ 将山药、薏米、白茯苓分别洗涤整理干净，晾干，研磨成粉状；鸡蛋放入清水锅内煮熟，捞出过凉，剥去外壳，取出鸡蛋黄。

❷ 将糯米淘洗干净，与磨好的山药粉、薏米粉和白茯苓粉一起放入净锅中。

❸ 再加适量清水，置小火上煮至糯米熟烂，然后撒入白糖和鸡蛋黄搅拌均匀，即可。

偏方 4

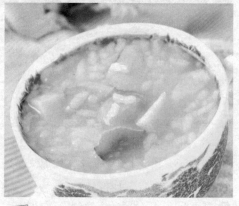

**功效** 此方适合腹泻，脾胃虚弱型。症见大便时溏时泻，食少，体虚乏力。

## 咳　嗽

　　咳嗽是临床常见的症状之一,是一种反射性防御动作,通过咳嗽可以清除呼吸道分泌物及气道内异物。但是咳嗽也有不利的一面,例如咳嗽可使呼吸道内感染扩散,剧烈的咳嗽可导致呼吸道出血,甚至诱发自发性气胸等,因此如果频繁的咳嗽影响了工作与休息,则为病理状态。

偏方 1

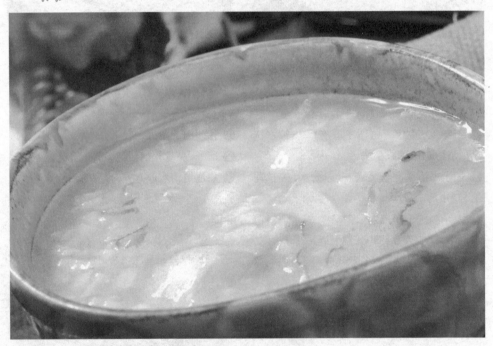

# 百合玉竹粥

🔺原料 大米100克,百合20克,玉竹20克。

🔺调料 冰糖2大匙。

✂ 制作步骤

❶ 百合去掉根,掰取百合花瓣,用清水洗净,放入沸水锅内焯烫一下,捞出沥水。

❷ 玉竹用清水浸泡并洗净,改刀切成4厘米长的小段;大米淘洗干净。

❸ 把百合瓣、玉竹段放入净锅内,再加入大米和适量清水。

❹ 把锅置旺火上烧沸,用小火煮45分钟至粥熟,加入冰糖煮至溶化,出锅即成。

功效 此方适合咳嗽,肺阴亏耗型。症见阴虚劳嗽,痰多色黄,潮热等。

细说妙方 百合具有养心安神,润肺止咳的功效,对病后虚弱的人非常有益;玉竹润肺止咳、养胃生津,对于燥咳,肺胃阴伤,咽燥干渴,干咳痰少而黏,或发热、热病灼伤胃津,口燥烦渴。

**偏方 2**

# 银耳炖乳鸽

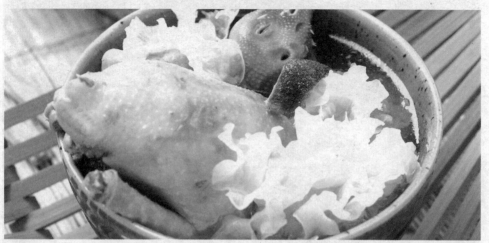

▲ **原料** 乳鸽450克，银耳50克。

▲ **调料** 陈皮10克，姜块15克，精盐适量。

✖ **制作步骤**

❶ 银耳用清水浸软，撕成小朵，洗净；陈皮浸软，洗净；姜块去皮，洗净，切成小片。

❷ 乳鸽去毛及内脏，洗涤整理干净，剁成小块，放入清水锅中焯烫一下，捞出沥干。

❸ 将乳鸽、银耳、陈皮、姜片一同放入炖盅内，加入适量清水，盖上盅盖，入锅隔水炖约

4小时，再加入精盐调好口味，即可上桌。

**功效** 此方适合咳嗽，阳虚型。症见气喘，夜间尤甚，遇冬复发者。

> **细说妙方** 银耳具有强精、补肾，能提高肝脏解毒能力，用于治肺热咳嗽、肺燥干咳等病症；乳鸽具有滋肾益气、祛风解毒、补气虚、壮体补肾、生机活力等功效。

# 雪梨生菜汁

**偏方 3**

▲ **原料** 雪梨2个，生菜100克，矿泉水50克。

▲ **调料** 冰块适量。

✖ **制作步骤**

❶ 将生菜洗净，撕成大片；雪梨洗净，去皮及核，切成小块备用。

❷ 将雪梨、生菜、矿泉水一同放入果汁机中搅打成汁。

❸ 倒入杯中，再加入冰块拌匀即可。

**功效** 此方适合咳嗽，风热型。症见咳痰不爽，咽痛。

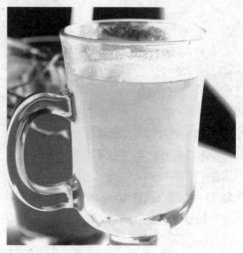

偏方 4

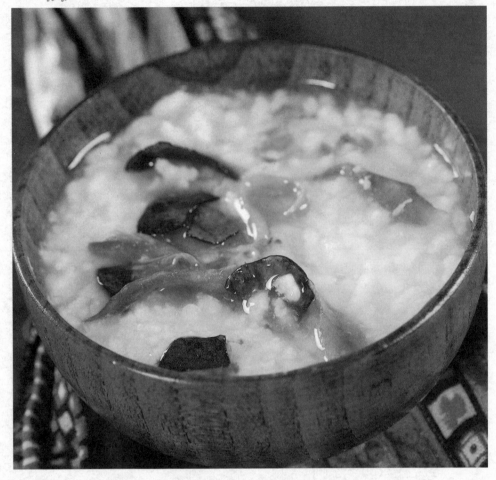

# 枇杷罗汉果粥

🥣 **原料** 大米50克, 鲜枇杷叶60克(干品25克), 罗汉果1个。

🥣 **调料** 冰糖适量。

✂ **制作步骤**

❶ 将鲜枇杷叶刷去背面绒毛, 洗净后切碎, 再用布袋装好扎牢;罗汉果洗净、压碎;大米淘洗干净备用。

❷ 砂锅中加入适量清水, 放入大米、罗汉果和装枇杷叶的布袋, 先用旺火煮滚, 再转小火熬煮成粥, 然后取出药袋, 加入冰糖调匀, 即可出锅装碗。

功效 此方适合咳嗽, 肺热型。症见肺热咳嗽, 咽燥不适, 声音嘶哑。

细说妙方 罗汉果味甘, 性凉; 归肺、脾经, 清肺利咽, 化痰止咳, 润肠通便, 主治痰火咳嗽, 咽喉肿痛, 伤暑口渴, 肠燥便秘; 枇杷叶性味苦凉无毒, 有清肺和胃、降气化痰的功效。

偏方 5

# 养生甲鱼汤

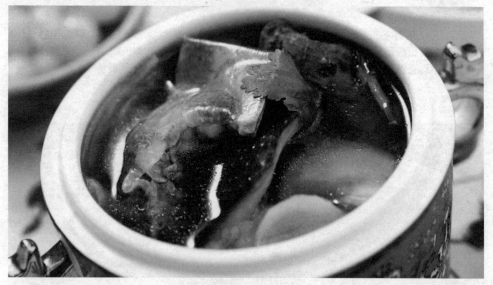

▲原料 甲鱼1只, 生地25克, 知母10克, 百部10克, 地骨皮15克。

▲调料 葱段、姜块各25克, 料酒4小匙, 精盐1大匙, 白糖1小匙, 植物油3大匙, 鸡汤8杯。

✿制作步骤

❶ 甲鱼洗涤整理干净, 切成块, 放入沸水中略焯, 捞出洗净。

❷ 锅中加入鸡汤, 放入甲鱼肉、料酒、精盐、白糖、葱、姜, 旺火烧沸后转火炖至六分熟, 再加入装有百部、地骨皮、生地、知母的纱布袋, 续炖至熟烂, 拣去葱、姜、药袋, 淋上植物油即成。

功效 此方适合咳嗽, 风热型。症见咳痰不爽, 痰黄黏稠, 咽痛。

---

# 南瓜蚬尖汤

偏方 6

▲原料 南瓜300克, 蚬尖 (速冻) 200克, 青苹果1/2个, 紫苏叶少许。

▲调料 精盐适量。

✿制作步骤

❶ 将南瓜去皮、去籽, 切成块, 放入清水锅中煮至熟, 取一半南瓜, 放入果汁机中搅打成汁; 蚬尖解冻, 用清水洗净; 青苹果切成大片。

❷ 南瓜汁倒入净锅内, 加入精盐煮至沸, 再放入蚬尖、另一半南瓜块、紫苏叶、青苹果片煮熟, 出锅倒在汤碗内, 上桌即可。

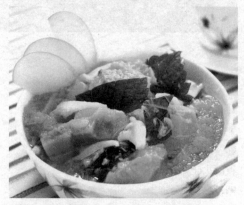

功效 此方适合咳嗽, 肺阴亏耗型。症见久咳, 干咳, 痰中挟血, 声音嘶哑, 口干。

# 口 臭

口臭是多方原因引起的,但主要的是由胃火上蒸所致,症见或牙龈红肿疼痛,出血溢脓,牙根宣露;或有牙垢、牙石附着于齿;或口疮舌糜,流涎,疼痛剧烈;或伴咽喉炎,舌红,苔黄厚,脉洪大或滑数。兼见口干咽燥,烦渴多饮,多食易饥,尿黄便秘。

偏方 1

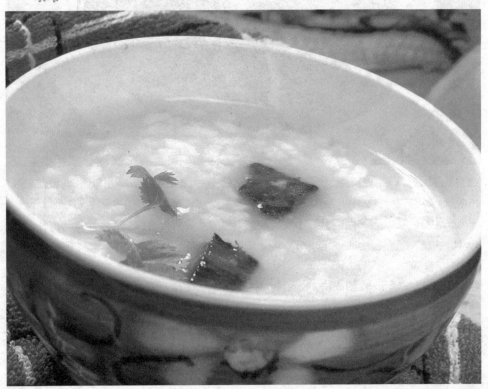

## 生芦根粥

🔺 原料 生芦根30克,粳米50克。

🔺 调料 白糖1大匙。

🎀 制作步骤

❶ 将生芦根洗净,放入铝锅内,加水适量,置旺火上烧沸,再用小火熬煮15分钟,去渣,留汁待用。

❷ 将粳米淘洗干净,放入铝锅内,将芦根汁倒入盛有粳米的锅内,置旺火上烧沸,再用小火熬煮至熟,加入白糖即成。

功效 此方适合口臭,牙痛。

细说妙方 生芦根性味甘,寒;具有清热生津,除烦止呕,利尿,透疹,主热病烦渴,胃热呕吐,肺热咳嗽,肺痈吐脓,热淋,麻疹,解河豚鱼毒等。

偏方 ②

# 粞米银耳粥

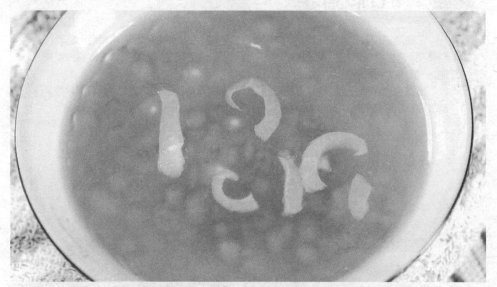

🍲原料 粞米150克，银耳100克，桂花少许。

🍲调料 白糖20克，水淀粉适量。

🎀 制作步骤

❶ 将粞米洗净，下入沸水中焯烫一下，捞出，用清水过凉后漂洗干净；银耳用开水泡发后捞出，择洗干净备用。

❷ 坐锅点火，加入适量清水，放入银耳、白糖，用旺火烧沸后加入粞米，待再次煮滚后，用水淀粉勾芡，撒入桂花调匀即成。

功效 此方适合口臭，牙痛。

细说妙方 银耳具有补脾开胃、益气清肠之功，桂花芳香之性作为药用具有生津化浊，辟臭化涎之功，乃除口臭之佳品。

# 白玉珍果粥

🍲原料 大米100克，百合10克，枸杞子10克，白果15克，黄瓜15克。

🍲调料 精盐1/2小匙，白糖1/2小匙，酱油1/2小匙，醋1/2小匙，高汤精1小匙，香油1/2小匙，干辣椒5克。

🎀 制作步骤

❶ 电饭煲中加入水，放入大米、百合、枸杞、白果一起煮成粥即可。

❷ 黄瓜切片，加入精盐、醋、白糖、香油、蒜片拌匀，锅中放少许香油，下干辣椒炸香后倒入黄瓜中即可。

偏方 ③

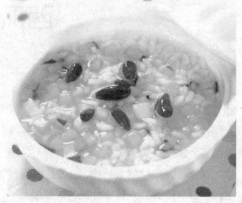

功效 此方适合口臭，牙痛。

# 口腔溃疡

口腔溃疡，又称为"口疮"，是发生在口腔黏膜上的孤立的、圆形或卵圆形的表浅性溃疡，大小可从米粒至黄豆大小，溃疡面为凹、周围充血，可因刺激性食物引发疼痛，一般1～2个星期可以自愈。

复发性口腔溃疡，是最常见的口腔黏膜疾病，具有明显的灼痛感，具有周期性、反复性及自限性的特点。

偏方 1

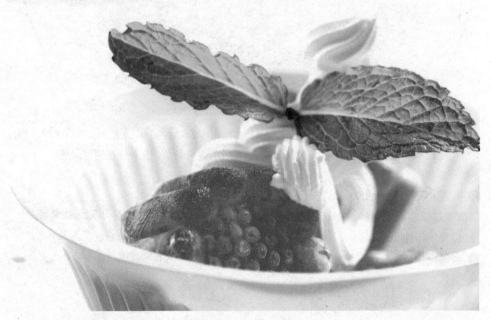

# 西瓜冰霜

🔺 原料 西瓜1000克，鸡蛋清4个。

🔺 调料 白糖15克，柠檬汁适量。

✄ 制作步骤

❶ 将西瓜洗净，去皮及籽，切成小块，再放入搅拌器中搅打成西瓜汁；鸡蛋清放入容器中搅打至涨发。

❷ 将西瓜汁、白糖放入锅中，加热至白糖溶化，离火晾凉，再加入柠檬汁搅匀成原浆。

❸ 将原浆加入打发的鸡蛋清，充分调拌均匀成浓糊，再分别装入容器中，放入冰箱冷冻4小时。食用时取出，装盘上桌即可。

功效 此方适合口腔炎、口腔溃疡。症见疼痛甚者。

细说妙方 西瓜性寒，味甘，归心、胃、膀胱经；具有清热解暑、生津止渴、利尿除烦的功效；主治胸膈气壅，满闷不舒，小便不利，口鼻生疮，暑热，中暑，解酒毒等症。

偏方 2

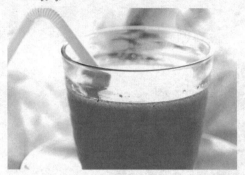

# 西瓜雪梨汁

🍐 原料 雪梨1个，西瓜250克。

🍐 调料 冰块适量。

🎀 制作步骤

❶ 将雪梨洗净，去皮，切成小块；西瓜切块备用。

❷ 将雪梨、西瓜一同放入果汁机中搅打成汁。

❸ 倒入杯中，再加入冰块拌匀即可。

> **功效** 此方适合口腔炎、口腔溃疡，心火上炎型。症见溃疡周围黏膜红赤，灼热。

偏方 3

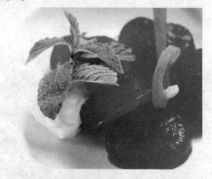

# 草莓胡萝卜冰霜

🍐 原料 鲜草莓汁300克，鲜胡萝卜汁300克，柠檬汁适量，矿泉水500克，蛋清5个。

🍐 调料 白糖180克。

🎀 制作步骤

❶ 将草莓汁、胡萝卜汁、白糖和矿泉水一同放入锅中煮。

❷ 煮开，关火后晾凉备用。

❸ 将原浆加入柠檬汁。

❹ 将蛋清搅打至6分发备用。

❺ 再加入打发的蛋清，装入容器中，放入冰箱冷冻6小时，取出装饰即成。

# 可可蜂蜜糊

🍐 原料 可可粉、蜂蜜各适量。

🍐 主治 口腔炎、口腔溃疡。

🎀 制作、用法

取可可粉用蜂蜜调成糊状，每次4～5克，送入口中慢慢含咽。每日数次，连用3～4日。

偏方 4

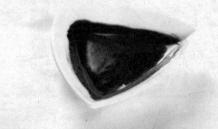

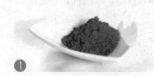
❶

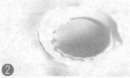
❷

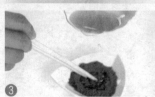
❸

偏方 **5**

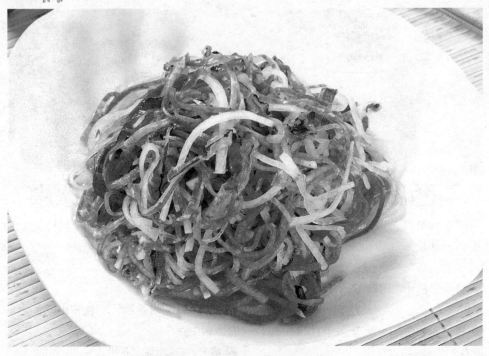

# 萝卜丝拌海蜇丝

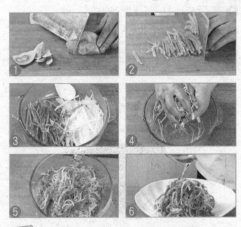

功效 此方适合口腔炎、口腔溃疡。症见发热，连及咽喉。

细说妙方 白萝卜能下气、消食、除疾润肺、解毒生津等，心里美萝卜可消积滞，化痰清热，下气宽中，解毒。

🔺原料 白萝卜、心里美萝卜各200克，海蜇丝50克。

🔺调料 花椒3克，精盐1小匙，味精、白糖、白醋、植物油各适量。

✂制作步骤

❶ 海蜇丝去除泥沙和杂质，放入沸水中焯烫一下；白萝卜、心里美萝卜分别洗净，削皮切细丝，放入碗中，加入适量精盐拌匀，腌渍1小时。

❷ 再放入冷水中冲洗、泡透，以除去异味，取出攥净水分。

❸ 将两种萝卜丝和海蜇丝放在碗里调拌均匀。

❹ 加入精盐、白糖、醋精、味精拌匀，腌渍20分钟，放在盘内。

❺ 锅中放入花椒油烧至九成热，浇在萝卜丝上拌匀即可。

偏方 6

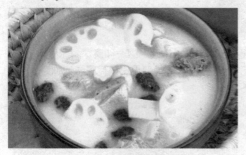

# 三莲鸡肉汤

🥄 原料 光鸡半只，莲花2朵，莲子60克，莲藕500克，红枣10枚。

🥄 调料 生姜2片，精盐适量，胡椒粉少许，料酒1大匙。

🎀 制作步骤

❶ 将莲花去梗、莲子去心、莲藕去节、红枣去核；将光鸡除去肥油和鸡皮，斩块；用半大匙植物油起锅，放鸡块和姜片稍爆。

❷ 把鸡块、莲子、莲藕、红枣一起入锅，加料酒、清水适量；先武火煮沸后，再文火慢煲1.5小时；最后放入莲花续煲10分钟，用精盐、胡椒粉调味即可。

偏方 7

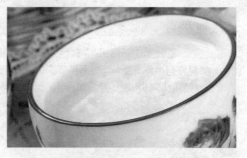

# 鲜藕大米粥

🥄 原料 大米100克，新鲜莲藕150克。

🥄 调料 白糖2大匙。

🎀 制作步骤

❶ 大米去掉杂质，用清水淘洗干净，再放入清水中浸泡30分钟。

❷ 新鲜莲藕去掉藕节，削去外皮，用淡盐水浸泡并洗净，沥净水分，改刀切成大片。

❸ 将大米、藕片放入净锅内，加入适量清水，先用旺火上烧煮至沸。

❹ 撇去浮沫和杂质，用小火煮约35分钟至米粥熟烂，加入白糖稍煮几分钟，离火出锅，盛放在大碗内，上桌即可。

# 香蕉杏仁酸奶拌

🥄 原料 牛奶150克，原味酸奶75克，香蕉1根，杏仁50克。

🥄 调料 蜂蜜30克，冰块适量。

🎀 制作步骤

❶ 将香蕉切成小丁；杏仁烤香后切碎备用。

❷ 将酸奶、牛奶、香蕉、蜂蜜混合均匀。

❸ 倒入杯中，加入冰块、杏仁碎拌匀即可。

功效 此方适合口腔炎、口腔溃疡。

偏方 8

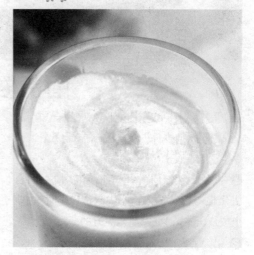

# 呕 吐

呕吐是由于胃失和降,气逆于上所引起的胃中之物从口吐出的一种疾病。前人以有物有声称之呕,有物无声称之吐,有声无物称之干呕。本证可见于现代医学的神经性呕吐、胃炎、幽门痉挛或梗阻、胆囊炎等疾病。

偏方

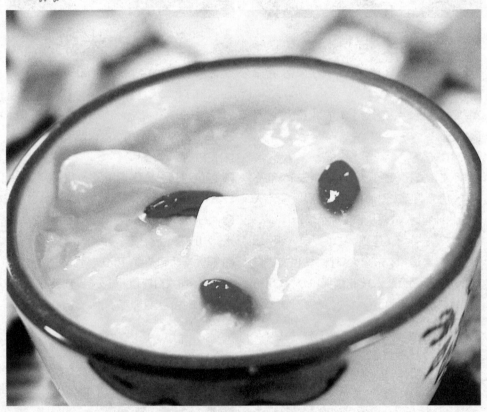

## 百合萝卜粥

⚱ 原料 大米100克,白萝卜50克,百合20克。

⚱ 调料 冰糖少许。

🎀 制作步骤

❶ 将大米淘洗干净,用清水浸泡1小时;百合去黑根,洗净,放入清水中浸泡12小时;白萝卜去皮,洗净,切成3厘米见方的薄片。

❷ 铝锅上火,加入适量清水,先放入大米、白萝卜、百合旺火烧沸,再转小火熬煮35分钟,即可装碗上桌。

功效 此方适合神经性呕吐。

细说妙方 百合含有秋水仙碱等多种生物碱,具有养心安神,润肺止咳的功效,对病后虚弱的人非常有益。

偏方 2

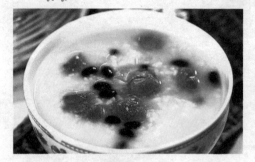

# 水果粥

🔺原料 大米120克, 鲜姜25克, 桂圆100克, 黑豆适量, 清水1200克。

🔺调料 蜂蜜1大匙。

✖ 制作步骤

❶ 桂圆、黑豆泡水洗净; 鲜姜去皮, 磨成姜汁备用。

❷ 大米淘洗干净, 浸泡30分钟, 捞出, 沥干水分, 放入饭锅中, 加清水, 上旺火烧沸, 转小火, 加入桂圆、黑豆及调料, 搅匀, 煮至软烂, 出锅装碗即可。

功效 此方适合呕吐, 痰饮内阻型或胃虚饮停型。症见呕吐清水痰涎, 脘满不食。

偏方 3

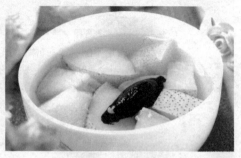

# 槟榔炖雪梨

🔺原料 雪梨300克, 槟榔1个。

🔺调料 冰糖适量。

✖ 制作步骤

❶ 雪梨洗净, 切开后去核, 再切成小块; 槟榔用清水泡软, 洗净。

❷ 锅置火上, 加入适量清水, 放入雪梨块和槟榔烧沸, 转中火煮约50分钟。

❸ 再加入冰糖, 煮至冰糖完全溶化, 出锅盛入碗中, 即可上桌。

功效 此方适合胃肠炎所致的呕吐, 症见呕吐兼见腹痛泄泻者。

# 山楂乌梅草姜饮

🔺原料 山楂脯20克, 乌梅5～10枚, 甘草5克。

🔺调料 生姜 (或干姜) 15克, 冰糖适量。

✖ 制作步骤

❶ 将乌梅洗净, 去核, 切成片; 生姜去皮、洗净, 切成片; 甘草洗净备用。

❷ 锅中加入清水用大火烧开, 放入所有原料煲20分钟, 再加入冰糖煮至溶化即可。

功效 此方适合呕吐。乌梅味酸性温, 具有收敛生津, 止呕安蛔之功效。

偏方 4

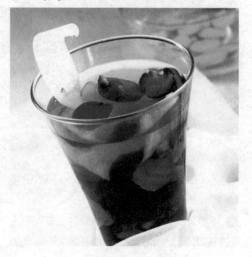

# 头 痛

头痛是临床常见的症状，通常指额、顶、颞及枕部的疼痛。可见于多种疾病，大多无特异性，例如全身感染发热性疾病往往伴有头痛，精神紧张、过度疲劳也可有头痛。但反复发作或持续的头痛，可能是某些器质性疾病的信号。

偏方 1

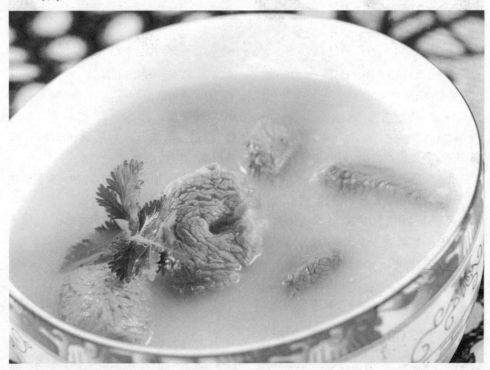

## 羊肉滋补汤

🥩 原料 羊腩肉500克，中药滋补包1份(当归2片，川芎、桂枝各5克，红枣10枚，黄耆10片，枸杞子20粒)。

🥄 调料 米酒1瓶。

🎀 制作步骤

❶ 将羊腩肉洗净，切成大块，放入沸水中焯烫一下，捞出沥干备用。

❷ 将烫好的羊肉放入电锅内锅中，加入中药滋补包和适量米酒，再加入2杯水，外锅也加

2杯水，按下开关，炖煮至羊肉熟烂即可。

功效 此方适合风寒头痛，或偏正头痛，伴肢体酸痛。

细说妙方 "头痛须用川芎"，据药理研究，川芎含挥发油、生物碱、酸性成分、内脂类、阿魏酸，对中枢神经系统有镇静作用，能降低血压，对平滑肌有抗痉挛作用。

偏方 2

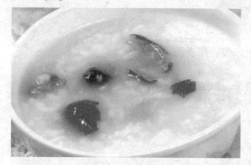

# 酸枣粥

🍲 原料 酸枣仁15克,枣皮(山茱萸肉)15~20克,粳米100克。

🍲 调料 白糖2小匙。

✂ 制作步骤

❶ 先将山茱萸肉洗净,去核,再与酸枣仁共煎,取汁去渣,备用。

❷ 将粳米用清水淘洗干净,控净水。

❸ 锅置火上,放入粳米、药汁,旺火烧沸,撇净浮沫,转至小火慢煮至熟,加入白糖,稍煮即成。每日1~2次,10日为1个疗程。

功效 此方适合风寒头痛,痛及项背者。

偏方 3

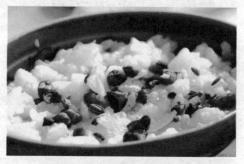

# 鱼翅荞豆粥

🍲 原料 荞麦150克,粳米100克,绿豆80克,鱼翅60克。

🍲 调料 小茴香、精盐、味精各适量。

✂ 制作步骤

❶ 将鱼翅放入温水中浸泡2小时,再用刷子反复刷洗干净,切成小块;荞麦、绿豆、粳米、小茴香分别去除杂质,洗净备用。

❷ 将荞麦、粳米、绿豆、鱼翅、小茴香一起放入铝锅内,加入适量清水,先用旺火煮沸,再转小火煮至荞麦开花,然后撒入精盐、味精拌匀,略煮即可。

# 葱烧海参

🍲 原料 水发海参500克,葱白75克。

🍲 调料 八角1粒,精盐、味精各少许,酱油2大匙,葱油1小匙,料酒2小匙,水淀粉1大匙,清汤150克,植物油500克(约耗40克)。

✂ 制作步骤

❶ 海参去泥肠、洗净,放入清汤中浸泡30分钟,再捞出沥干,下入九成热油中略炸,捞出沥油。

❷ 葱白洗净,切成5厘米长的段。

❸ 锅中留底油烧热,先放入葱段、八角略炒,再烹入料酒,加入海参、酱油、清汤、精

偏方 4

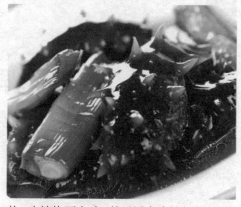

盐、味精烧至入味,然后用水淀粉勾芡,淋入葱油即可。

# 消化不良

消化不良是指胸腹间痞闷，满胀不舒的一种临床表现。
辨证分型
1. 饮食停滞型：症见脘腹满闷，嗳腐吞酸，恶心呕吐，厌食。
2. 脾胃虚弱型：症见脘腹满闷，时缓时急，喜温喜按，不知饥。

偏方 1

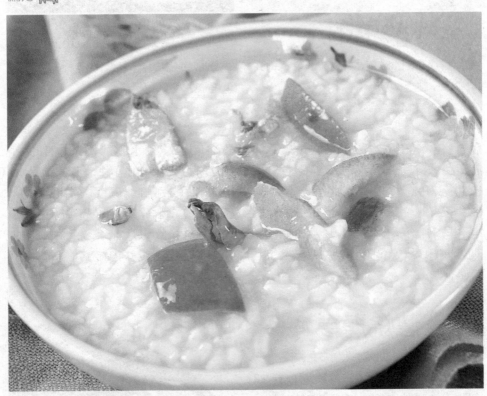

## 健脾米粥

▲原料 大米100克，鸡内金末10克。

▲调料 橘皮、白糖各适量。

✄制作步骤

锅置旺火上，放入适量清水和淘洗干净的大米及橘皮煮沸，再改用小火煮至粥将熟时，撒入鸡内金末再烧沸，然后用白糖调好口味，即可盛出。

功效 此方适合消化不良，饮食停滞型。症见脘腹满闷，嗳腐吞酸，恶心呕吐，厌食。

细说妙方 鸡内金具有消食积，止遗尿的功效。临床上广泛应用于食积不化、小儿疳积、遗尿、遗精，又可用于胆结石、尿路结石等病症的治疗。

偏方 2

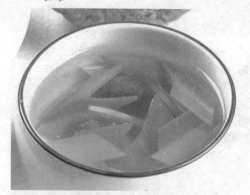

# 胡萝卜酸梅汤

🥄 原料 胡萝卜200克, 莴笋100克, 酸梅5枚。

🥄 调料 白糖适量。

🎀 制作步骤

❶ 将胡萝卜和莴笋分别去皮、洗净、切成菱形片; 酸梅洗净备用。

❷ 锅中加入适量清水, 先放入酸梅、胡萝卜片旺火烧沸, 再转成中火, 放入莴笋片煮熟, 然后加入白糖调味, 即可出锅装碗。

功效 此方适合消化不良, 饮食停滞型。症见脘腹满闷, 肋痛, 烧心, 恶心呕吐。

偏方 3

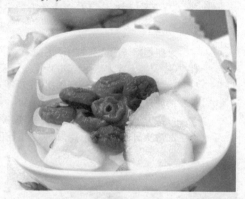

# 苹果雪梨糖水

🥄 原料 苹果100克, 雪梨100克, 山楂10克。

🥄 调料 冰糖适量。

🎀 制作步骤

❶ 苹果洗净去皮、去核, 切块; 雪梨洗净去核, 切块; 山楂提前1小时泡开, 切片。

❷ 将苹果块、雪梨块、山楂片一起放入锅里煮50分钟。

❸ 加入冰糖, 煮至完全溶化即可。

功效 此方适合消化不良, 饮食停滞型。

# 健力番茄汁

🥄 原料 番茄、苹果各2个。

🥄 调料 精盐、胡椒粉各1/4小匙。

🎀 制作步骤

❶ 将苹果洗净, 用刀削去外皮及内核, 切成片, 放入水中保存; 番茄洗净, 用沸水烫一下, 除去外皮, 切成大块备用。

❷ 将苹果片、番茄块均放入果汁机内搅成汁, 再用过滤器或清洁纱布过滤取汁, 装入碗中待用。

❸ 取适量胡椒粉、精盐, 依个人口味加入汁中, 调匀后即可。

偏方 4

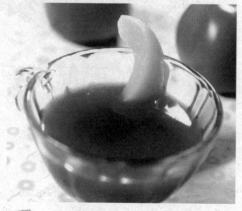

功效 此方适合消化不良, 饮食停滞型。

## 牙痛、牙过敏

　　牙痛是指牙齿因某种原因引起疼痛而言，是多种牙齿及周围组织疾病常见的症状之一，又称齿痛。中医学中的牙宣、牙咬痛、骨槽风等皆可见之。现代医学中的急性牙髓炎、牙周炎、冠周炎、牙本质过敏等多有本症出现。

辨证分型

1. 实火牙痛：症见牙痛，或见头痛、咽痛、口臭、咽干红，舌红，苔黄。
2. 虚火牙痛：症见牙痛，或见齿龈出血，咽淡红，五心烦热，舌淡红，苔淡黄。

偏方 1

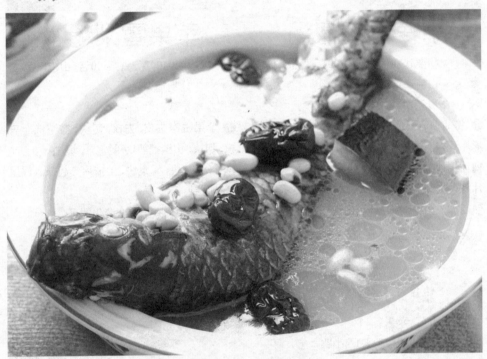

# 西瓜皮眉豆鲤鱼汤

🥄 **原料** 鲤鱼1条，西瓜皮500克，眉豆100克，红枣20克，生姜2片。

🥄 **调料** 精盐适量。

🎀 **制作步骤**

❶ 西瓜皮洗净，切块；眉豆洗净，浸泡；红枣洗净，去核；生姜去皮，洗净切片。

❷ 鲤鱼去鳃、鳞、内脏，洗净。

❸ 将适量清水注入煲内煮沸，放入全部材料再次煮开后改慢火煲2小时，加精盐调味即可。

**功效** 此方适合牙龈炎，气血不足型。症见牙龈萎缩，颜色淡白，牙根宣露，牙齿松动，咀嚼无力，牙龈渗血，刷牙时易出血。

偏方 2

# 核桃百合煲乳鸽

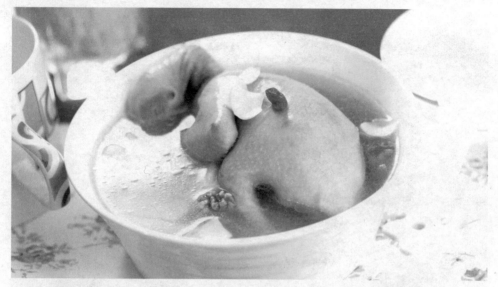

🥄 **原料** 乳鸽1只，鲜淮山药150克，干百合50克，核桃仁、枸杞子各10克。

🥄 **调料** 精盐1大匙，味精1小匙，鲜牛奶适量。

🎀 **制作步骤**

❶ 将乳鸽宰杀，去毛、去内脏，洗涤整理干净；淮山药去皮，洗净，切成滚刀块；核桃仁、百合、枸杞子放入温水中泡透，捞出沥干。

❷ 砂锅上火，加入适量清水，先下入乳鸽、核桃仁、百合、枸杞子旺火烧沸，再撇去表面浮沫，转小火炖煮50分钟，然后放入淮山药和鲜牛奶续煮15分钟，再加入精盐调好口味，即可出锅装碗。

**功效** 此方适合牙龈炎，肾阴亏损型。症见龈浮齿摇，牙龈出血，微痛，头晕，耳鸣。

# 破故纸韭菜籽粥

偏方 3

🥄 **原料** 破故纸15克，韭菜籽20克，大米150克。

🥄 **调料** 白糖2大匙。

🎀 **制作步骤**

❶ 将破故纸、韭菜籽分别洗净，放入砂锅内，加水400克，煎煮25分钟，停火，过滤，留汁液。

❷ 大米淘洗干净，放入锅内，加入汁液，再加清水300克，置旺火上烧沸，再用小火煮35分钟，加入白糖即成。

❸ **食法：** 每日1次，佐餐食用。

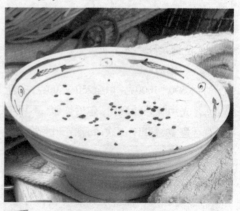

**功效** 此方适合牙龈炎，胃火上蒸型。症见牙痛剧烈，齿龈红肿。

偏方 4

# 杏仁核桃糕

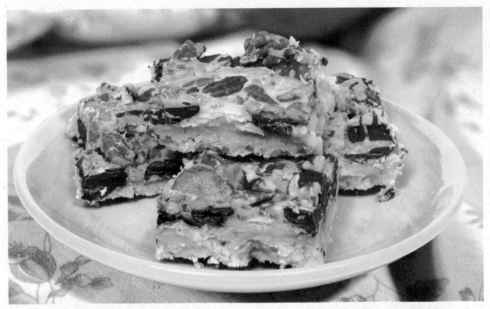

⚘ 原料 杏仁50克，核桃仁50克，面粉800克。

⚘ 调料 泡打粉10克，牛油50克，猪化油50克，蛋清150克，白糖100克。

✂ 制作步骤

❶ 将蛋清、白糖打发，将化好的牛油和猪化油加入继续搅匀，加入过筛面粉和泡打粉，搅好后加入杏仁、核桃仁，搅匀后取出。

❷ 将打好的原料放在方盘中入蒸箱蒸40～50分钟。

揭示：杏仁和核桃仁要提前烤一下。

功效 此方适合各型牙痛。

---

# 护齿茶

偏方 5

⚘ 原料 红茶30克。

⚘ 主治 全部及局部牙本质过敏。

✂ 制作、用法

红茶加水500～1000克，煎至250～500克，去渣取汁后，先用红茶汁漱口，尔后饮服，不可中断，直至痊愈。每日1～3次，每次茶叶另换。

细说妙方 本方方法简便，安全可靠，效果较好。茶叶中含有较多氟元素，有坚齿防腐作用，能溶解油脂食腻，有消炎止痛作用。

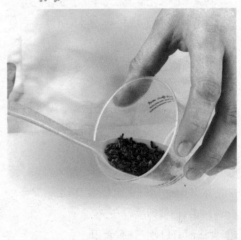

偏方 6

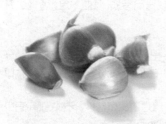

# 老蒜穴位贴

⚘原料 老蒜2瓣，轻粉5克。

⚘主治 各型牙痛。

✄制作、用法

❶ 二者捣烂贴经渠穴，用小蚌壳盖住，或以他物盖上亦可，捆好，少时觉微辣揭下，内起一泡，用针挑破，流净黄水即愈。

❷ 经渠穴在两手拇指根上，脉下小窝处。

功效 此方适合各型牙痛。

偏方 7

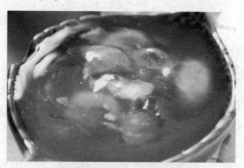

# 桂花鲜栗羹

⚘原料 鲜栗子肉100克，西湖藕粉25克，玫瑰花3瓣，糖桂花3克，蜜饯青梅半枚。

⚘调料 白糖150克。

✄制作步骤

❶ 将鲜栗子肉洗净，切成薄片；藕粉用少许清水调匀备用。

❷ 炒锅置旺火上，放入清水烧沸，再放入栗子片、白糖，撇去浮沫，然后淋入藕粉调成羹，出锅盛入荷叶碗内待用。

❸ 将青梅切成薄片放在羹上，再撒上糖桂花和捏碎的玫瑰瓣即成。

# 黄花菜炒肉丝

⚘原料 鲜黄花菜400克，猪肉100克。

⚘调料 葱花、姜丝各5克，精盐1/2小匙，味精、胡椒粉、白糖各少许，水淀粉、料酒各1小匙，植物油10克。

✄制作步骤

❶ 将猪肉洗净，切成细丝，再放入盆中，加入少许精盐、味精、水淀粉拌匀；黄花菜洗净，剖开后挑去花茎，再放入盐水中浸泡片刻，然后下入沸水中焯烫一下，捞出沥干备用。

❷ 坐锅点火，加油烧热，放入猪肉丝滑散滑透，捞出沥油待用。

偏方 8

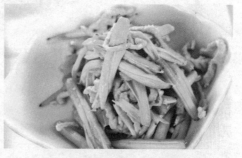

❸ 锅中留少许底油烧热，先下葱花、姜丝炒香，再烹入料酒，放肉丝、黄花菜略炒，再加精盐、味精、白糖、胡椒粉翻炒均匀，再用水淀粉勾芡，淋入少许明油，即可出锅装盘。

# 牙周炎

牙周炎、牙龈炎是因胃火上炎，熏蒸于牙床，或肾阴亏损，气血不足，齿骨失养而致。

辨证分型

1. 胃火上蒸型：症见来势较急，牙龈红肿疼痛，出血溢脓，牙根宣露，有牙垢，牙石附着于齿，舌红，苔黄厚，脉洪大或滑数。兼见口干咽燥，烦渴多饮，多食易饥，口臭，尿黄便秘。

2. 肾阴亏损型：症见牙齿松动，牙龈溃烂萎缩，溃烂边缘微红肿，牙根宣露，有少量稀脓分泌物溢出。舌红少苔，足心热，盗汗，咽干口燥但不欲饮。

3. 气血不足型：症见牙龈萎缩，颜色淡白，牙根宣露，牙齿松动，咀嚼无力，牙龈渗血，刷牙时易出血。舌淡苔薄白，面色白，头昏眼花，失眠多梦。

偏方 1

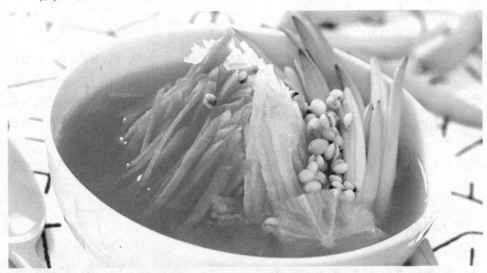

## 黄花菜萝卜薏米汤

🥄 原料 黄花菜80克，白萝卜100克，胡萝卜1/2根，薏米30克，柠檬1/2个。

🥄 调料 精盐适量，味精1/2小匙。

🎀 制作步骤

❶ 将胡萝卜洗净，去皮，切丝。

❷ 将白萝卜去皮，切丝；柠檬切块；待用。

❸ 黄花菜洗净，入沸水汆烫捞出，用清水泡凉，沥净水分。

❹ 薏米预先用清水浸透，放入汤锅中加适量清水煮熟，再入柠檬煮沸，下入其他原料，加精盐煮20分钟，加入味精调味即可。

> 细说妙方　黄花菜有清热利尿，解毒消肿，止血除烦，利水通乳，利咽宽胸，清利湿热等功效；薏米有清利湿热，除风湿，益肺排脓，健脾胃等功效。

偏方 [2]

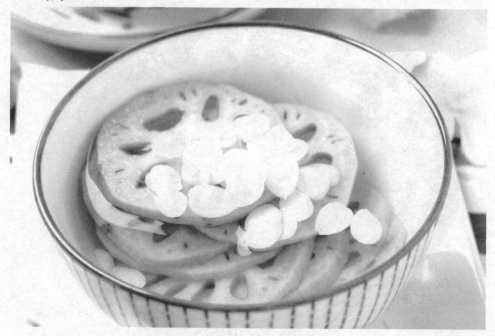

# 杏仁莲藕糖水

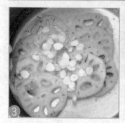
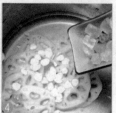

🔻原料 莲藕300克, 杏仁30克。

🔻调料 冰糖适量。

✂制作步骤

❶ 把莲藕洗净去皮, 切成片状; 杏仁提前浸泡, 待用。

❷ 锅里加适量的水, 将莲藕片、杏仁一起放入煮30分钟左右。

❸ 加入冰糖煮10分钟即可。

功效 此方适合牙龈炎, 胃火上蒸型。症见牙痛剧烈, 齿龈红肿。

细说妙方
杏仁具有抗炎镇痛、平喘等功效, 有抗癌、降血糖、降血脂且美容等作用; 莲藕有清热凉血、通便止泻、健脾开胃、益血生肌、止血散瘀等功效。

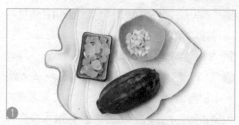
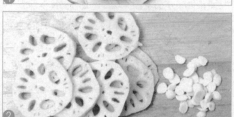

偏方 3

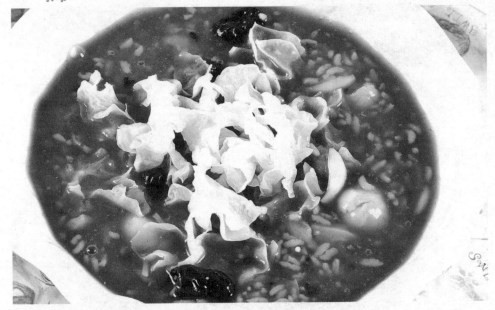

# 八珍仙粥

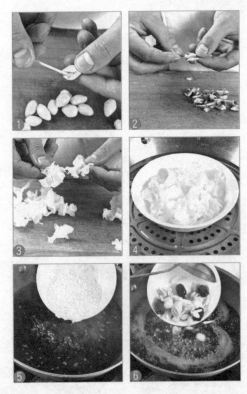

🍲原料 黑米250克, 红枣、秫米各25克, 香米、银耳各10克, 白果、桃仁、百合、桂圆肉各适量。

🍲调料 冰糖100克。

✄制作步骤

❶ 黑米、秫米、香米淘洗干净, 分别放入清水中浸泡; 红枣用清水浸泡至软, 去除果核, 洗净, 沥净水分; 白果去外壳, 用清水浸泡30分钟, 剥去外膜, 去掉白芽; 桃仁用清水泡软, 剥去外膜; 百合去根, 掰成小瓣, 洗净。

❷ 银耳用清水浸泡至软, 去蒂、洗净、沥水, 撕成小块。

❸ 锅置火上, 加入适量清水, 放入黑米、香米, 用旺火烧沸。

❹ 转小火煮至米粒柔软, 放入秫米续煮至米熟; 放入碗中, 上屉用旺火蒸5分钟, 取出晾凉; 加入桂圆肉、百合瓣、白果、桃仁、红枣, 煮至粥汁黏稠; 加入冰糖熬煮至溶化, 盛入大碗内, 撒入银耳块即成。

偏方 4

# 竹叶苦丁甘草茶

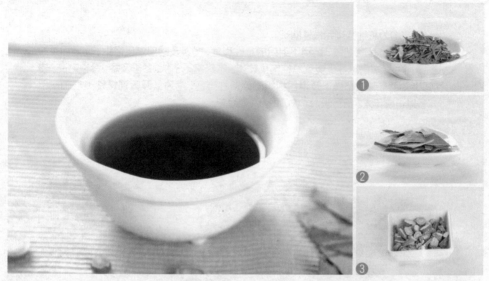

① ② ③

🔺原料 淡竹叶10克，苦丁茶6克，甘草3克。

🔺主治 牙龈炎，心火亢盛型。症见牙龈破溃流脓，口中热臭，口舌溃疡，烦躁不安，小便短赤。

🎀制作、用法
3味水煎，加适量冰糖令溶即得。每日2剂，2次饮服。

> 细说妙方
>
> 竹叶具有清心除热、消渴的作用，其性味甘寒，归心经。善除心火上炎而引起的牙痛、牙周炎，苦丁茶及甘草能够治疗口疮肿毒。尤其苦丁茶具有抗炎杀菌，有助于去腐生新。

---

# 银耳冰糖绿茶

偏方 5

🔺原料 绿茶10克，银耳20克，沸水200克。

🔺调料 冰糖10克。

🎀制作步骤

❶ 将绿茶放入杯中。

❷ 将银耳洗净，用热水泡发，放入绿茶杯中，再加入200克沸水，加盖焖10分钟。

❸ 加入冰糖搅匀即可。

> 功效 此方适合牙周炎，牙痛，咽喉炎及红眼病。茶叶苦寒甘凉，有降火清热、化痰燥湿功效，能抑制牙周病菌。

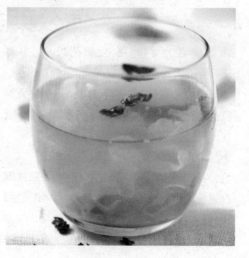

# 咽 炎

咽炎分为急性咽炎和慢性咽炎。

急性咽炎是咽黏膜、黏膜下组织的急性炎症,多累及咽部淋巴组织。此病可单独发生,亦常继发于急性鼻炎或急性扁桃体炎。本病常见于秋、冬季及冬、春季之交。慢性咽炎为咽黏膜、黏膜下及淋巴组织的弥漫性炎症,常为上呼吸道慢性炎症的一部分,多见于成年人。病程长,症状顽固,较难治愈。

偏方 1

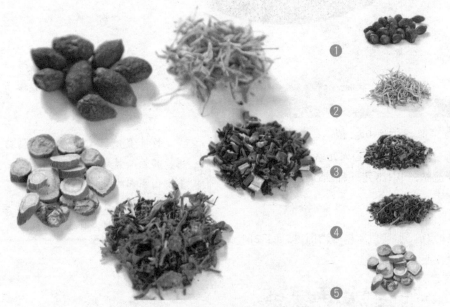

## 蒲公英金银花茶

🔺原料 蒲公英400克,金银花200克,甘草100克,胖大海50克,淀粉30克,薄荷200克。

🔺主治 急性咽喉炎、扁桃体炎、风热感冒等疾病。症见咽痛不适,或伴有微咳,口干欲饮,舌质红苔薄白。

🎀制作、用法

蒲公英、金银花与薄荷、甘草、胖大海辗成细粉过筛。再将剩下的公英、金银花加水煎煮2次,合并2次煎液,过滤。浓缩至糖浆状与淀粉浆(用适量水加入淀粉中制成)混合在一起,经煮沸成糊状,再与上述药粉混匀成软块,用20目筛制成颗粒,烘干,即可。每次取7~10克,沸水冲泡,喝上清液。药渣可再冲泡1次,饮服。每日2~3次。

【说明】诸药均系清解热毒,利咽消肿的常用之药,临床多次证明疗效很好。

> 细说妙方
> 蒲公英、金银花、胖大海、甘草等都是清解热毒,利咽消肿的常用之药,临床多次证明疗效很好。

偏方 2

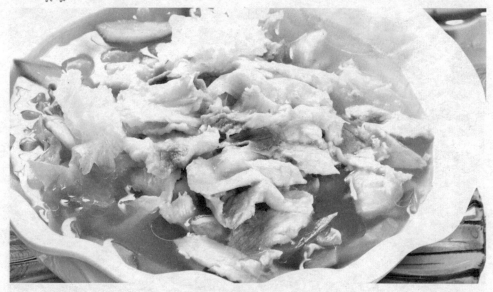

# 银耳鳜鱼汤

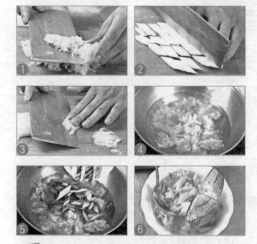

功效 此方适合急慢性咽炎、扁桃体炎及支气管炎。症见咽痒不畅，咳嗽。

细说妙方　丝瓜有清暑凉血、解毒通便、祛风化痰、润肌美容、通经络、行血脉、下乳汁、调理月经不顺等功效。

🔺原料 净鳜鱼肉300克，嫩丝瓜250克，银耳10克，鸡蛋1个。

🔺调料 姜块15克，大葱10克，精盐、淀粉、熟鸡油各1小匙，味精、胡椒粉各少许，料酒2大匙，鸡汤1250克，清汤500克。

❀制作步骤

❶ 银耳用温水泡透，去根、洗净，撕小朵，再用沸水泡透；大葱取葱白切丝；余下的葱和姜一起捣烂，加入料酒取汁。

❷ 丝瓜去皮、洗净，顺切成4块，去掉瓜瓤，再切成象眼块；鳜鱼肉洗净，擦干水分，片成薄片，放入碗中。

❸ 加入葱姜酒汁、鸡蛋清和淀粉调匀浆好。

❹ 锅中加鸡汤烧沸，放入银耳、精盐、味精烧沸，撇去浮沫；放入丝瓜块烧煮片刻，倒入汤碗中，撒上胡椒粉和葱丝；锅中加入清汤、料酒、精盐烧至汤面微沸。

❺ 下鱼片用筷子轻轻拨散，煮至熟透后捞出；放入装有银耳的汤碗里，再淋熟鸡油即可。

偏方 3

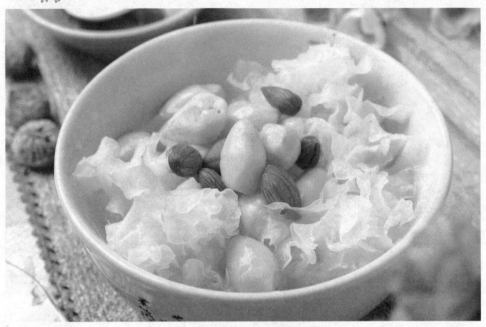

# 银耳杏仁露

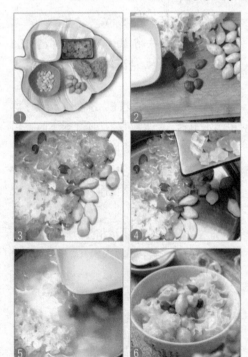

🥢 原料 干银耳80克,白果50克,杏仁30克。

🥢 调料 玉米粉3大匙,冰糖适量。

✂ 制作步骤

❶ 将杏仁放入清水中浸泡,洗净沥干;玉米粉加入清水调成粉浆。

❷ 白果去壳、洗净,放入沸水锅中略煮,捞出冲凉,去除果衣。

❸ 银耳用清水泡发,去蒂后洗净,撕成小朵。

❹ 坐锅点火,加入适量清水,先下入杏仁、白果、银耳旺火烧沸。

❺ 再撇去浮沫,转小火煮约30分钟。

❻ 然后加入冰糖煮至溶化,倒入玉米粉浆勾薄芡,即可出锅装碗。

细说妙方 银耳有强精、补肾、润肠、益胃、补气、和血、强心、壮身、补脑、美容、嫩肤、延年益寿等功效。

偏方 4

# 板蓝根清咽茶

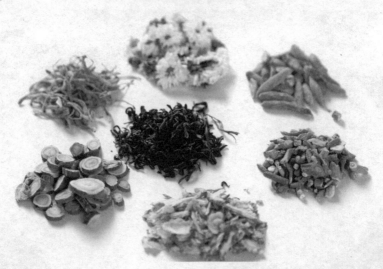

🔺原料 板蓝根20克,金银花15克,杭菊花10克,麦冬10克,桔梗15克,甘草3克,茶叶6克,冰糖适量。

🔺主治 急慢性咽炎,肺热型。症见反复发作,咽痛不适。

✖制作、用法
上药共为粗末,纱布袋分装成3包。每次用1包,沸水冲泡,放入冰糖冷溶后,饮服。每日3次。

> **细说妙方** 板蓝根、菊花是临床常用消炎抗菌之剂;金银花有清热解毒、利咽消肿、轻宣疏散之效;麦冬、桔梗有利于化湿除浊,使痰消咽畅;甘草是治疗咳嗽佳品。上药合用,疗效颇佳。

---

# 榄海蜜茶

偏方 5

🔺原料 绿茶、橄榄各3克,胖大海3枚,蜂蜜1匙。

🔺主治 慢性咽炎,虚火型。症见声音嘶哑,喉咙干痛为主。

✖制作、用法
先将橄榄放入清水中煮沸片刻,然后冲泡胖大海及绿茶,闷盖片刻,入蜂蜜调匀,徐徐饮之。

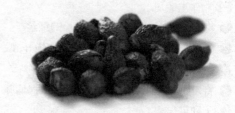

> **细说妙方** 橄榄酸甘,清咽润肺,化痰;胖大海,性味甘寒,入肺经,清宣肺气,利咽消炎;绿茶抗菌消炎。

偏方 6

# 银耳白果冰

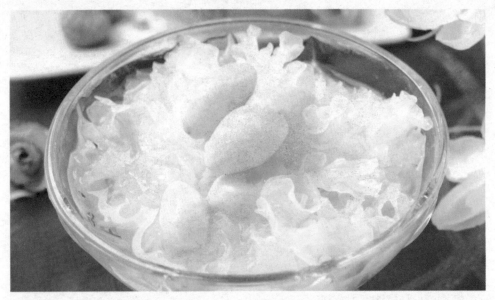

⚑ 原料 白果150克，干银耳50克。

⚑ 调料 冰糖适量。

✂ 制作步骤

❶ 银耳用清水浸泡至涨发，捞出去蒂，再换清水洗净，撕成小朵，然后放入沸水锅中焯煮几分钟，捞出沥干。

❷ 白果剥去外壳，去除胚芽，放入沸水锅中焯烫一下，捞出沥干。

❸ 锅中加入适量清水，先下入银耳块、白果旺火烧沸，再转中小火煮约30分钟，然后加入冰糖煮至溶化，即可出锅装碗。

功效 清热解毒，消炎止痛。

# 金银丝

偏方 7

⚑ 原料 胡萝卜、白萝卜各1000克。

⚑ 调料 酱油250克，精盐50克，姜丝30克，味精少许。

✂ 制作步骤

❶ 将两种萝卜洗净，切成3厘米长的细丝。

❷ 将酱油、精盐、姜丝、味精放锅内烧开，晾凉，装容器内。

❸ 将切好的两种萝卜丝放入容器中，拌均腌渍8天即可。

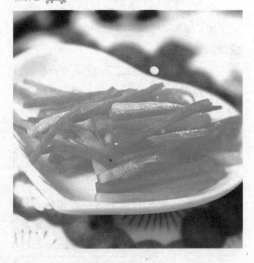

功效 此方降火排毒，宣肺开音，清润咽喉。

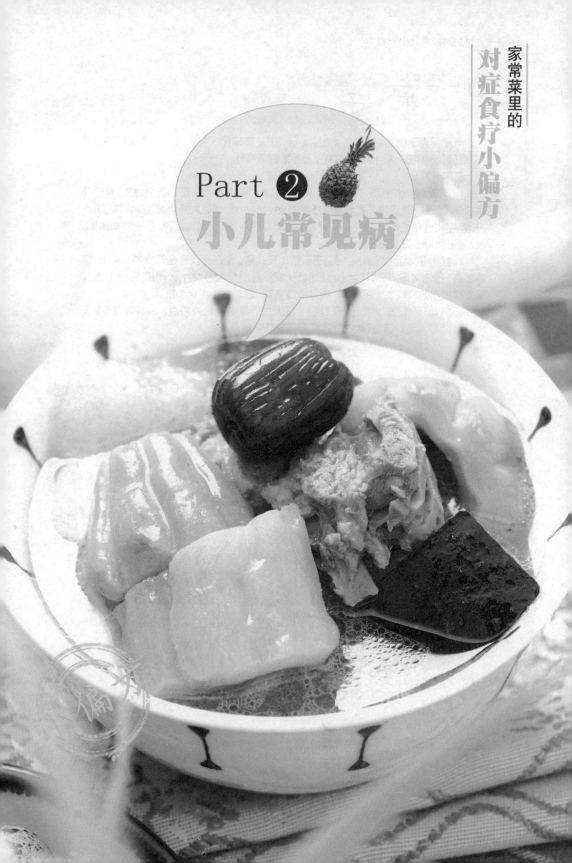

Part ❷

小儿常见病

## 痱 子

痱子多见于小儿，尤其是新生儿、婴幼儿。临床见于多数散发或簇集的表浅疱疹，易破，分布在前额、颈部、胸背部及手臂屈侧等处。

临床分为

1. 晶痱（俗称白痱子）：常见于新生儿，或儿童突然大汗暴晒之后。由于角层下满留汗液所致。表现为多数散发或簇集的直径1～2mm 或更大的含清液的表浅疱疹，易破，密集分布在前额、颈部、胸背部及手臂屈侧等处。无自觉症状，多于1～2日内吸收，留下薄薄的糠状鳞屑。

2. 红痱子（红色汗疹）：多见于婴幼儿及儿童。是汗液残留在真皮内发生的，突然发病，迅速增多，多为红色小丘疹或丘疱疹，散发或融合成片，分布在脸、颈、胸部及皮肤皱褶处，痒、灼热和刺痛，患儿烦躁不安，遇热后则症状加重。

3. 脓痱子：它是以孤立、表浅与毛囊无关的粟粒脓疱为特点。小脓疱位于真皮内，以汗腺为中心，破后可继发感染。多在皮肤皱褶处发生。

偏方 1

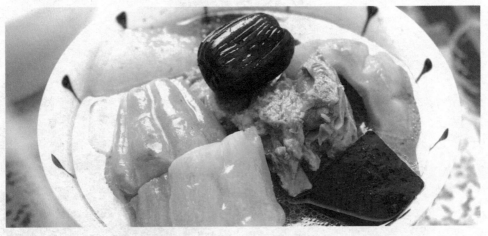

# 冬瓜苦瓜脊骨汤

🔺原料 猪脊骨750克，冬瓜500克，苦瓜300克，蜜枣5枚。

🔺调料 精盐适量。

✄制作步骤

❶ 猪脊骨洗净，剁成大块，放入清水锅中烧沸，焯烫出血水，捞出冲净；冬瓜、苦瓜分别洗净、去瓤，均切成大块；蜜枣洗净。

❷ 锅中加入清水烧沸，放入猪脊骨、冬瓜、苦瓜煮沸，转小火煲约3小时，加入精盐调味，装碗即可。

功效 此汤补气益胃、润肠养颜。

细说妙方 冬瓜清热毒，利小便，止渴除烦，祛湿解暑，解鱼毒。苦瓜清热祛心火，解毒，明目，补气益精，止渴消暑，治痢。

偏方 2

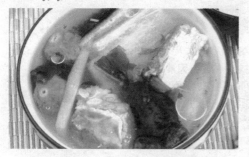

# 冬瓜海带排骨汤

▲原料 猪排骨、冬瓜各500克，水发海带70克，绿豆50克，嫩荷叶3块，无花果20克。

▲调料 精盐、香油各适量。

✂制作步骤

❶ 猪排骨洗净，剁成大块，下入沸水锅中焯煮一下，捞出沥水；嫩荷叶洗净待用。

❷ 冬瓜去皮、瓤，洗净，切成大块；海带洗净，切大块；绿豆、无花果用温水稍浸，洗净。

❸ 锅中加入适量清水烧沸，下入猪排骨、冬瓜、海带块、绿豆、荷叶、无花果煲2小时，再加入精盐、香油调味即可。

偏方 3

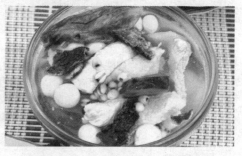

# 莲子黄瓜猪肉汤

▲原料 新鲜莲子50克，新鲜荷叶1张，老黄瓜1根，薏米100克，猪肉250克。

▲调料 陈皮1块，精盐少许。

✂制作步骤

❶ 将猪肉入沸水锅中煮5分钟，捞出，刮洗干净，切成小条备用；莲子去硬皮及心，洗净；老黄瓜洗净，切成长条块；薏米、陈皮用清水浸透，洗净；荷叶洗净待用。

❷ 瓦煲内加入清水，用猛火煲至水滚，再放入莲子、老黄瓜、薏米、猪肉条和陈皮煮沸，转中火煲3小时，然后放入荷叶稍煮，加入精盐调味即可。

# 雪花桃泥

▲原料 面包200克，核桃仁50克，橘饼、瓜条、蜜枣、蜜樱桃各25克，糖玫瑰适量。

▲调料 白糖3大匙，猪化油2大匙，鸡蛋5个，植物油适量。

✂制作步骤

❶ 将核桃仁用热水泡涨、去皮，放入热油中稍炸，捞出沥油，切成碎末；橘饼、瓜条、蜜枣、蜜樱桃、糖玫瑰分别切成碎末；面包切成小块，用清水泡软，再挤干水分，加入蛋黄搅拌均匀，制成面包泥备用。

❷ 锅中加入猪化油烧至五成热，先下入面包

偏方 4

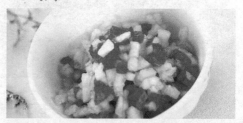

泥翻炒成金黄色，再加入白糖、橘饼、瓜条、糖玫瑰、蜜枣炒匀，待白糖溶化后下入核桃仁翻炒均匀，出锅装入盘中。

❸ 将鸡蛋清放入碗中打散成蛋泡糊，再撒上樱桃末，浇盖在面包泥上，然后将植物油烧热，浇入盘中即成。

# 湿 疹

　　湿疹，特点为表皮局部有剧烈瘙痒、多形损害、皮损处渗出潮湿倾向，是一种常见的皮肤炎性皮肤病。西医认为湿疹是由复杂的内外因素（如精神紧张、内分泌失调或各种物理、化学物质刺激等）作用引起的一种迟发型变态反应。

　　在中医学理论当中，湿疹是由于机体正气不足、风热内蕴、外感风邪、风湿热邪相搏、浸淫肌肤所造成的，饮食不节也是一个重要的致病原因。

偏方 1

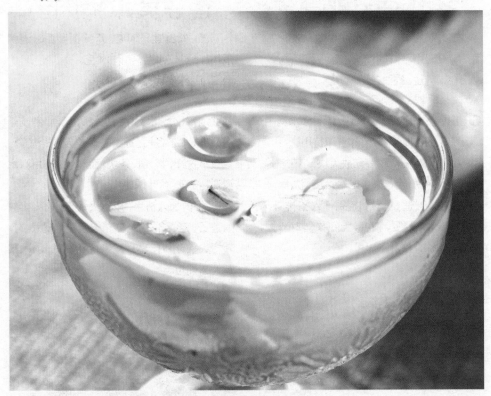

## 百合莲子糖水

🍲 **原料** 莲子50克，百合1个，清水1000克。

🍲 **调料** 冰糖50克。

🎀 **制作步骤**

❶ 将莲子用清水泡软，去心；百合洗净、切片备用。

❷ 将莲子、百合和清水一同放入锅中用大火烧开，再转小火炖20分钟。

❸ 最后加入冰糖，关火后晾凉即可。

> 细说妙方
>
> 　　鲜百合具有养心安神，润肺止咳的功效，对病后虚弱的人非常有益；莲子具有防癌抗癌的营养保健功能。

偏方 2

# 南瓜百合粥

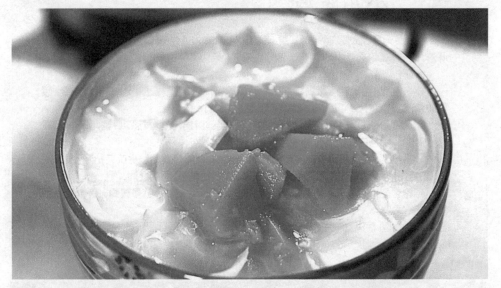

🍲 **原料** 大米250克，南瓜200克，鲜百合150克。

🍲 **调料** 精盐、味精各1/2小匙。

🎀 **制作步骤**

❶ 大米淘洗干净，放入清水中浸泡30分钟，捞出沥干水分。

❷ 南瓜洗净，去皮及瓤，切成滚刀块；百合去黑根、洗净，掰成小瓣，再放入沸水锅中焯烫一下，捞出沥干。

❸ 坐锅点火，加入清水烧沸，先下入大米略煮，再放入南瓜块煮开，然后撇去浮沫，转小火煮约30分钟，再加入精盐、味精、百合煮至汤汁黏稠，即可出锅装碗。

---

# 土茯苓乌龟汤

偏方 3

🍲 **原料** 土茯苓30克，乌龟1只。

🍲 **主治** 亚急性湿疹。症见皮肤以红斑、瘙痒、丘疹、脱屑为主。

🎀 **制作、用法**

将土茯苓和乌龟洗净，共同炖烂。喝汤，吃龟。每日1剂，连服8～10日。

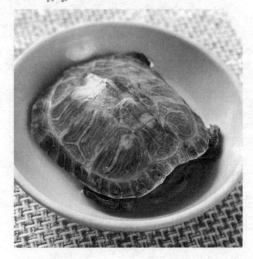

# 小儿腹泻

小儿腹泻是以大便次数增多,便下稀薄或如水样为主要临床表现。其中致病性大肠肝菌、葡萄球菌或病毒引起的肠炎,及非感染性及原因不明的消化不良属于本病范畴。

辨证分型

1. 伤食型:症见脘腹胀满疼痛,痛则欲泻,泻后痛减,大便酸臭,夹食物残渣,嗳气酸馊,泛恶呕吐,纳呆恶食,夜寐不宁,舌苔垢腻。

2. 风寒型:症见便稀多沫,色淡,臭气轻,肠鸣腹痛,或伴发热,鼻塞,流清涕,轻咳,口不渴,舌苔白润,脉浮。

3. 湿热型:症见起病急,泻势急迫,便下稀薄水样,色黄气秽臭或夹黏液,发热烦闹,口渴露饮,腹痛阵作,恶心呕吐,食欲减退,小便黄少,舌质红。

4. 脾虚型:症见泻下稀薄或蛋花汤样,或有少许黏液,色多黄绿,或伴发热烦渴,小便黄少。

5. 虚寒型:症见时泻时止,或五更泻,泻下清稀,色淡不臭、手足发凉、面色白,神疲。

偏方 1

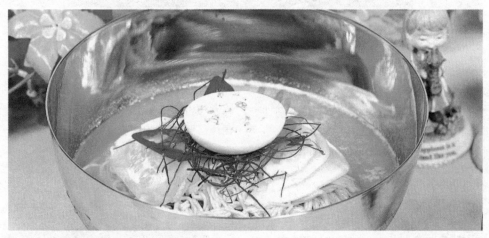

## 梨片绿豆面线

🥬 **原料** 面粉400克,绿豆粉200克,黄瓜50克,雪梨100克,树椒5克,红椒5克,熟鸡蛋半个,熟芝麻5克。

🥬 **调料** 精盐3/5小匙,糖、醋精各50克,柠檬汁60克。

🎀 **制作步骤**

❶ 将先把面粉,绿豆粉,混合到一起加入水和成面团和好后,用机器压出细面条备用。

❷ 用纯净水加调味料兑出面汤备用,再把雪梨、黄瓜用糖,醋淹后切片备用。

❸ 把备好的面条放入开水锅中煮熟,用冷水投凉,放入碗中加入提前调的汤,表面放上提前切好的料,再放上熟鸡蛋散上芝麻就可食用。

**功效** 此方适合婴幼儿腹泻,伤食型。症见脘腹胀满疼痛,大便酸臭如败卵。

偏方 2

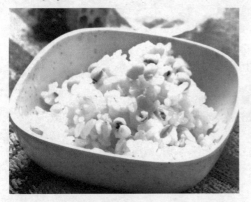

# 清香双米饭

🍲 原料 高粱米350克，粳米300克。

✂ 制作步骤

❶ 将高粱米、粳米分别淘洗干净备用。

❸ 锅置中火上，放入适量清水和高粱米烧沸，再改用小火煮10分钟左右，然后加入粳米，用中火煮沸至水将干，再改用小火焖20分钟至饭熟即成。

功效 此方适合小儿腹泻，湿热型。症见便下色黄气秽臭或夹黏液，发热烦闹，小便黄少。

偏方 3

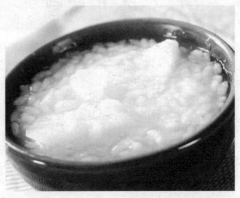

# 山药白萝卜粥

🍲 原料 大米100克，山药20克，白萝卜50克。

✂ 制作步骤

❶ 将山药浸泡一夜，去皮、洗净，切成3厘米见方的薄片；白萝卜去皮、洗净，也切成3厘米见方的薄片；大米淘洗干净备用。

❷ 将大米、白萝卜、山药一同放入铝锅中，加入适量清水，置旺火上烧沸，再改用小火煮35分钟至米烂粥熟，即可出锅装碗。

功效 此方适合小儿腹泻，脾虚型。症见便稀，日泻数次，完谷不化。

# 香橼豆腐

🍲 原料 豆腐500克，菠菜汁、水发香菇、白果、冬笋、素火腿、面筋各25克。

🍲 调料 椒盐1小碟，精盐、味精、白糖各1/2小匙，酱油1大匙，淀粉2大匙，植物油100克。

✂ 制作步骤

❶ 将豆腐去边皮，捣碎后细筛一下，再加精盐和味精、淀粉、菠菜汁拌匀成绿色豆腐蓉。

❷ 炒锅置旺火，加植物油烧至七成热，下香菇、白果、冬笋、素火腿和面筋略炒，再加入酱油、精盐、白糖、味精炒匀，做馅料待用。

❸ 将小瓷杯内壁抹上少许植物油，放入豆腐

偏方 4

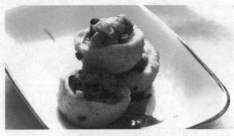

蓉，再用小勺挖出部分豆腐蓉成凹形，放入馅料，然后盖上豆腐蓉并抹平，做成香橼豆腐生坯，再上屉蒸约10分钟至熟，取出待用。

❹ 净锅加入植物油烧至六成热，放入香橼豆腐炸至金黄色即可。

# 小儿感冒

感冒是小儿时期最常见的疾病，是由外感时邪所致，以发热、怕冷、鼻塞、流涕、咳嗽、头痛、身痛为主要临床表现，俗称"伤风"。

辨证分型

1. 风寒感冒：症见恶寒，发热，无汗，鼻塞，流清涕，喷嚏、咳嗽，舌苔薄白。

2. 风热感冒：症见发热重，恶寒轻，微汗，头痛目赤，咽部干红，鼻塞脓涕，咳嗽，痰稠白或黄，舌苔微黄。

3. 暑湿感冒：多发生于夏季，症见发热，身卷无汗，头痛、胸闷泛恶，口渴喜饮，恶心呕吐，腹泻，小便短而黄，舌苔黄腻。

偏方 **1**

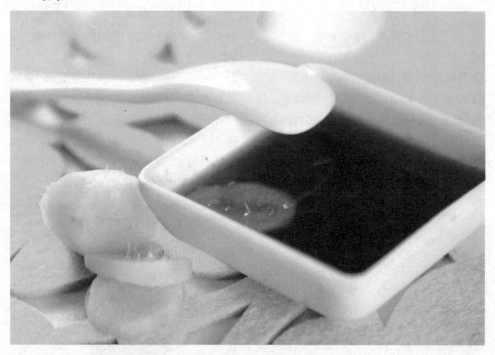

## 散寒祛风汤

⬆原料 生姜15～30克，红糖20克。

⬆主治 小儿风寒感冒。症见恶寒，发热，无汗，鼻塞，流清涕、打喷嚏、咳嗽、舌苔薄白。

❀制作、用法

将生姜洗净，切片，捣烂，入红糖水煎，趁热服用，每次服50～100克。

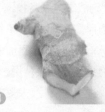
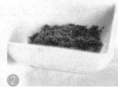

偏方 2

# 解暑绿豆茶

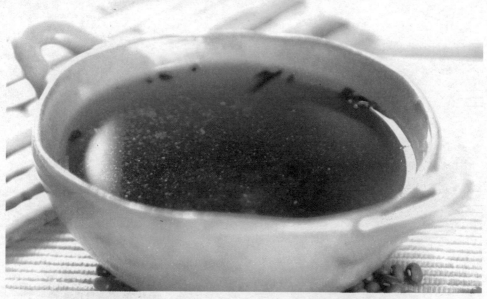

🔹**原料** 生绿豆50粒（捣碎），青茶叶1撮（1～3克），冰糖15克。

🔹**主治** 小儿暑湿感冒。症见发热，身倦无汗、头痛、胸闷泛恶。

🎀 **制作、用法**

先将绿豆洗净，用木器捣碎带皮与青茶叶、冰糖调合，用沸水冲泡加盖闷20分钟即可，每日1剂，不拘时，徐徐饮服。

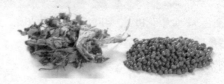

# 抗病毒板蓝根饮

偏方 3

🔹**原料** 板蓝根10克，大青叶10克，菊花5克。

🔹**主治** 小儿流行性感冒、病毒性感冒。症见发热，咽部干红，舌苔黄。

🎀 **制作、用法**

水煎服。每日1剂。

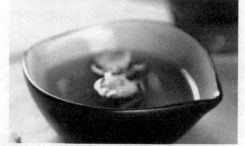

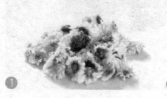
❶

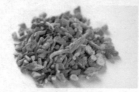
❷

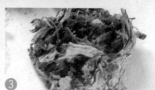
❸

偏方 4

# 祛风清热三叶饮

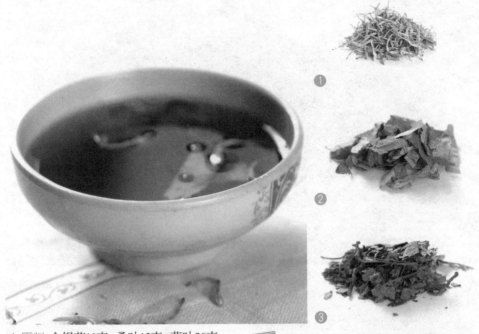

① ② ③

🔺原料 金银花10克，桑叶12克，荷叶20克。

🎀制作、用法

水煎服。每日数次。

功效 此方适合小儿流行性感冒。症见起病急，畏寒、发热、咽痛，全身不适、肌肉酸痛及食欲不振等。多数病儿有轻重不一的喷嚏、鼻塞、流涕、咳嗽等呼吸道症状。

# 解暑萝卜叶汤

偏方 5

🔺原料 萝卜叶20克，绿豆15克，西瓜皮20克。

🎀制作、用法

水煎服。每日1剂。

功效 此方适合小儿暑湿感冒。症见发热、身倦无汗，口渴喜饮、恶心呕吐，小便短而黄、舌苔黄腻。

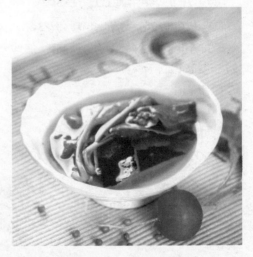

# 小儿高热

小儿高热是由多种疾病引起的，体温在39℃（腋）以上的一个常见的临床症状，是人体防病和适应内外环境的一种代偿性反应。若高热持续过久，使体内调节功能失常，则可威胁病儿的身体健康。

偏方 1

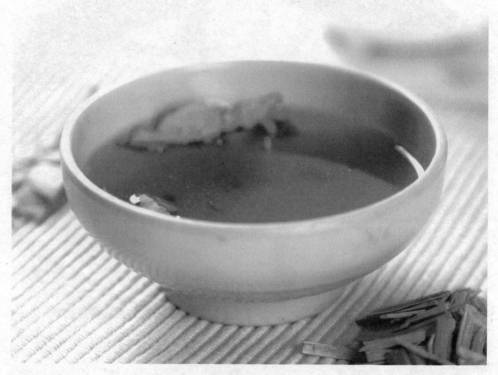

## 荷叶饮

🍵原料 荷叶、荷梗各适量。

🍵主治 小儿高热，湿热型。症见高热，寒热往来，汗出而黏，恶心呕吐，小便频数短赤，舌红，苔黄厚腻。

🎀制作、用法
用鲜荷叶、荷叶梗（亦可用干品）煎汤。适量饮服。

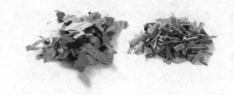

# 小儿咳嗽

百日咳是由百日咳杆菌侵入呼吸道后,引起的传染病。临床以初期类似上呼吸道感染,继而出现持续数周的阵发性、痉挛性咳嗽,咳毕伴有"鸡鸣"样回声,或伴有呕吐。中医学称为"顿咳"、"疫咳"、"痉咳"、"鹭鹚咳"。

偏方 1

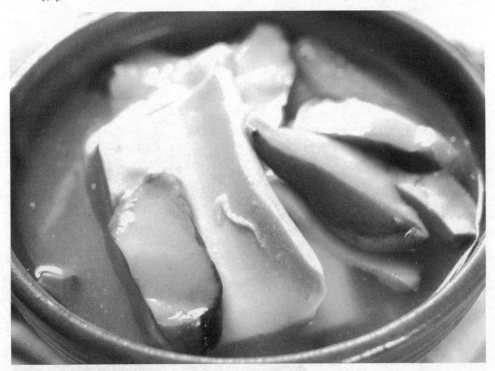

## 白玉豆腐汤

🍲原料 老豆腐400克,竹荪50克,荷花菌20克。

🍲调料 葱花少许,精盐1/2小匙,味精、胡椒粉各1/3小匙,鸡精、香油各1小匙,鲜汤100克。

✂制作步骤

❶ 将老豆腐洗净,切成片,放入沸水锅中焯烫一下去碱味,捞出沥水。

❷ 将竹荪用温水涨发,切成片;荷花菌洗净,切成小片,与竹荪一同放入沸水锅中焯一下,捞出。

❸ 锅中加入鲜汤,放入竹荪、荷花菌、豆腐烧沸,撇净浮沫,再加入调料烧至入味,出锅装入汤碗中,然后淋入香油,撒上葱花即成。

功效 此方适合小儿百日咳,恢复期。症见咳嗽渐轻,咳而无力,少痰,神疲气弱。

细说妙方 豆腐有益气和中,生津润燥,清热解毒的功效;竹荪有补气养阴,润肺止咳,清热利湿功效。

偏方 2

# 水梨无花果糖水

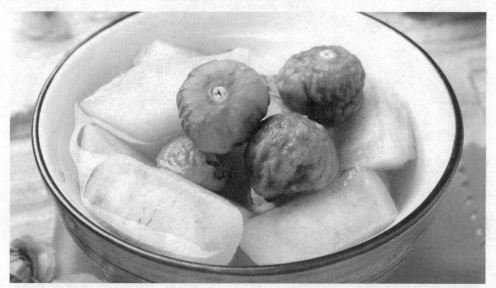

🔺原料 水梨2个, 川贝50克, 干无花果20克。

🔺调料 冰糖适量。

✂制作步骤

❶ 将水梨削去外皮, 从中间剖开, 去除果核, 再洗净沥干, 切成大块。

❷ 将川贝、无花果分别放入清水中浸泡至软, 洗净沥干。

❸ 净锅置火上, 加入适量清水, 先下入水梨块、川贝、无花果旺火烧沸, 再撇去浮沫, 转小火煮约30分钟, 然后加入冰糖煮至溶化, 即可出锅装碗。

功效 此方适合小儿百日咳, 初咳期。症见咳嗽不止、喷嚏、咽红、痰黏。

---

# 西洋参炖梨

偏方 3

🔺原料 鸭梨1个, 西洋参15克, 川贝9克。

🔺调料 冰糖适量。

✂制作步骤

❶ 将鸭梨洗净, 一切两半, 挖去果核; 西洋参、川贝洗净备用。

❷ 砂锅中将所有原料和调料放入炖盅内, 加入3杯清水, 炖盅加盖, 入锅用大火隔水炖20分钟即可。

功效 此方适合小儿百日咳, 恢复期。症见微热, 咳嗽渐轻, 咳而无力, 口干少痰, 神疲气弱。

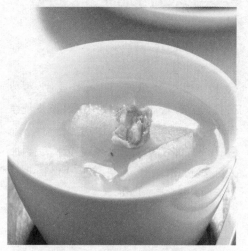

偏方 **4**

# 麻雀粥

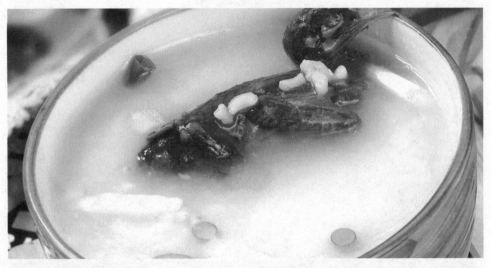

🥣 原料 大米100克，麻雀5只。

🥣 调料 葱段25克，姜片15克，白酒2小匙，精盐、胡椒粉各少许。

🎀 制作步骤

❶ 将麻雀去毛、去内脏，洗涤整理干净，再放入清水锅中，加入少许葱段、姜片、白酒煮沸，捞出冲净；大米淘洗干净。

❷ 锅中加入适量清水，先放入大米旺火烧沸，再转中小火煮约20分钟，然后下入麻雀、葱段，续煮至粥熟肉烂，再用精盐、胡椒粉调好口味，即可出锅装碗。

> 细说妙方　麻雀肉能防治小儿疳积，神经衰弱经常失眠，抵抗力差，容易感冒，夜盲症，脱肛，精力不足，治百日咳等功效。

# 雪梨响螺百合汤

偏方 **5**

🥣 原料 百合50克，雪梨2个，大响螺1只。

🥣 调料 陈皮1块，精盐少许。

🎀 制作步骤

❶ 将响螺去壳、取肉，洗净，切成片；雪梨去蒂、去核，洗净，切成块；百合、陈皮洗净备用。

❷ 瓦煲内加入清水，用猛火烧至水滚，再加入百合、陈皮、响螺、雪梨，转中火煲3小时，然后加入精盐调味即可。

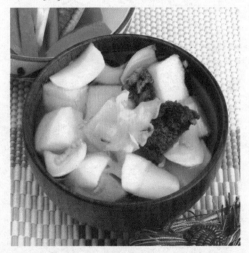

## 人参五味粥

偏方 6

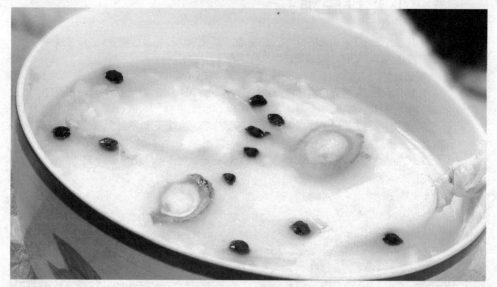

🍲原料　人参10克，五味子10克，麦冬10克，粳米150克。

🍲调料　白糖25克。

✄制作步骤

❶ 将人参润透，切成薄片；麦冬砸扁，去内梗，洗净；五味子洗净，去杂质；粳米淘洗干净。

❷ 将粳米、人参、五味子、麦冬同放铝锅内，加清水800克，置旺火上烧沸，再用小火煮35分钟，加入白糖搅匀即成。

❸ 食法：每日1次，正餐食用。

功效 此方适合小儿百日咳，恢复期。症见微热，咳嗽渐轻，咳而无力，口干少痰，神疲气弱。

## 荸荠粥

偏方 7

🍲原料　大米100克，荸荠200克。

🍲调料　白糖100克。

✄制作步骤

❶ 将荸荠冲洗干净，削去外皮，切成丁块；大米淘洗干净备用。

❷ 坐锅点火，加入适量清水，下入大米煮至半熟时，再加入荸荠、白糖，续煮至粥成即可。

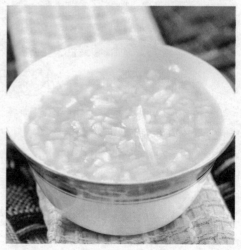

功效 此方适合小儿百日咳，痉咳期，偏热者。症见阵发性痉咳，咽红，痰黄，日轻夜重。

## 小儿口腔溃疡

小儿口腔溃疡乃小儿较常见的口腔疾患，以口腔黏膜、舌及齿龈等处，发生淡黄色或灰白色大小不等的小疮或溃疡面为临床表现。

辨证分型

1. 脾胃积热型：症见口内疼痛，口渴，口臭，尿短黄，便秘，口疮数量多，周围充血明显。舌红，苔黄。

2. 虚火上炎型：症见口内疼痛，口干，手足心热，乏力，口疮两三个，周围轻微充血。舌红苔少。

3. 气血亏虚型：症见口不渴，伴畏寒，便溏。口疮数量不多，周围黏膜不充血，舌淡苔薄白。

偏方 **1**

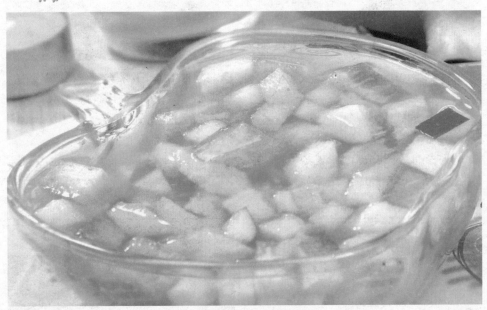

## 冰凉西瓜丁

**原料** 西瓜1000克，苹果、橘子瓣、菠萝各50克，荔枝20克，甜瓜30克。

**调料** 白糖200克，冰糖50克。

**制作步骤**

❶ 西瓜、苹果、橘子瓣、菠萝、荔枝、甜瓜分别洗净，去皮，切成1厘米见方的小丁。

❷ 锅置火上，加入适量清水、白糖、冰糖熬至溶化成糖水，关火晾凉，再放入冰箱冷藏20分钟。

❸ 取出糖水，放入西瓜丁、苹果丁、橘子丁、菠萝丁、荔枝丁和甜瓜丁搅匀，即可上桌。

**功效** 此方适合小儿口腔溃疡，心脾郁热型。症见口内疼痛，尿短黄，便秘，周围充血明显。舌红，苔黄。

偏方 2

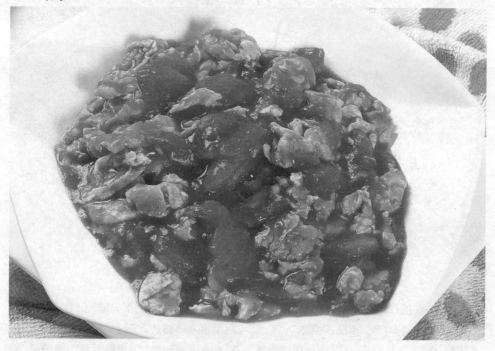

# 西红柿炒鸡蛋

🍴 **原料** 西红柿300克，鸡蛋3个。

🍴 **调料** 精盐、白糖各1小匙，味精少许，香油1/2小匙，植物油2大匙。

✂ **制作步骤**

❶ 西红柿去掉根蒂，用清水洗净，放入盛有热水的容器内浸烫一下，捞出西红柿，剥去外皮，切成滚刀块。

❷ 鸡蛋磕入碗中，用筷子搅拌均匀，边搅拌边加入少许精盐、味精拌匀成鸡蛋液。

❸ 锅中加入少许植物油烧至七成热，倒入鸡蛋液，炒至凝固并呈金黄色时，出锅盛入盘内。

❹ 锅中加入剩余植物油烧热，放入西红柿稍炒，加入白糖、精盐、味精翻炒至均匀入味，再放入鸡蛋翻炒均匀，淋入香油，出锅装盘即可。

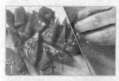
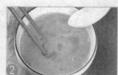
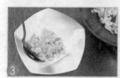
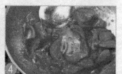
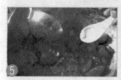
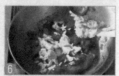

**细说妙方**　西红柿有清热解毒、生津止渴、养阴凉血、健胃消食等作用，对发热烦渴、口干舌燥、牙龈出血、胃热口苦、虚火上升有较好治疗效果。

偏方 3

# 巧克力什锦水果球

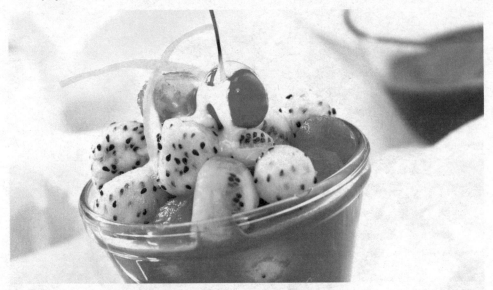

🥄 原料 猕猴桃1个，火龙果1/2个，西瓜300克，木瓜1/3个，柠檬丝、樱桃各少许。

🥄 调料 奶酪少许，牛奶2杯，杏仁巧克力适量，白糖1小匙。

🎀 制作步骤

❶ 将猕猴桃、火龙果、西瓜和木瓜分别去皮、洗净，再用挖球器挖成球备用。

❷ 将巧克力用刀刮下碎屑，和牛奶、白糖、适量清水一同放入锅中，加热搅匀，再放入所有水果煮滚晾凉，出锅后放上柠檬丝、樱桃即可。

功效 此方适合小儿口腔溃疡，心脾积热型。症见口内疼痛，口臭，尿短黄，便秘。

# 凉拌西瓜皮

偏方 4

🥄 原料 西瓜皮250克，鲜红柿子椒2个。

🥄 调料 精盐1/2小匙，白糖2小匙，醋、香油各1小匙，味精少许。

🎀 制作步骤

❶ 将西瓜皮的翠绿色外皮和靠近瓤的白色软层削去，只取靠外皮的浅绿色一层，清洗干净，切成方丁装盘，撒入大半匙精盐拌匀腌20分钟。

❷ 将鲜红柿子椒去蒂和籽，清洗干净，放开水锅中烫熟即捞出放凉水中漂凉，切成小方块，加入少许精盐拌匀。

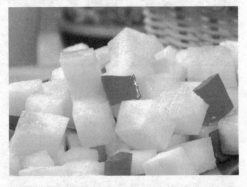

❸ 将腌好的西瓜皮丁中的水滤去，将鲜红柿子椒方块倒在西瓜皮丁上，加入白糖、醋、香油和味精拌匀即成。

偏方 5

# 糖醋芝麻苦瓜

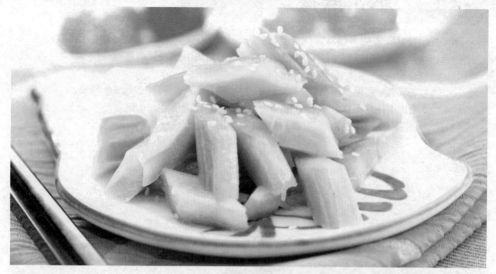

⬥原料 苦瓜500克。

⬥调料 芝麻20克，香油2小匙，精盐1小匙，白醋、白糖各1/2小匙。

✂ 制作步骤

❶ 把苦瓜洗净，从中间顺长剖成两条，挖去瓜瓤，再顺剖成2厘米宽的条，再斜切成1厘米宽的块。

❷ 把苦瓜放入大瓷碗中，加入精盐拌匀，腌渍入味约10分钟，沥去水，再加入白醋、白糖，腌渍30分钟，加入香油拌匀，装入盘中。

❸ 锅烧热，下入芝麻，用小火炒香，出锅晾凉后撒在盘内苦瓜块上，即成。

功效 此方适合小儿口腔溃疡，脾胃积热型。症见鹅口疮白屑周围绕有红晕，白屑互相粘连，微热，烦躁流涎者。

# 薄荷绿豆粥

偏方 6

⬥原料 绿豆50克，薄荷10克，粳米250克。

⬥调料 冰糖2大匙。

✂ 制作步骤

❶ 绿豆、薄荷、粳米淘洗干净；薄荷用纱布袋装好。

❷ 绿豆、薄荷袋、粳米放入锅内，加清水适量，用旺火烧沸后，转用小火煮至米烂成粥，拣出薄荷袋。

❸ 将冰糖放入锅内，加少许水，用小火熬成冰糖汁，倒入粥内，搅拌均匀即可。

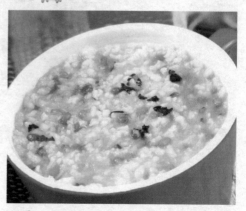

功效 此方适合小儿口腔溃疡，心脾积热型。症见口内疼痛，口臭，尿短黄，便秘。

# 小儿麻疹

小儿麻疹是由外感麻疹病毒引起的呼吸道传染病。临床以发热、咳嗽、鼻塞流涕、泪水汪汪、遍身布满红疹为特征。因疹点似麻粒大小，故名"麻疹"。

辨证分型

1. 疹前期：症见发热、体温逐渐升高、咳嗽流涕、眼泪汪汪、口颊先出疹斑。
2. 出疹期：症见疹点密布躯干四肢、高热烦躁、咳嗽较甚。
3. 疹回期：症见身热渐退、疹点隐隐、咳嗽口干。

偏方 1

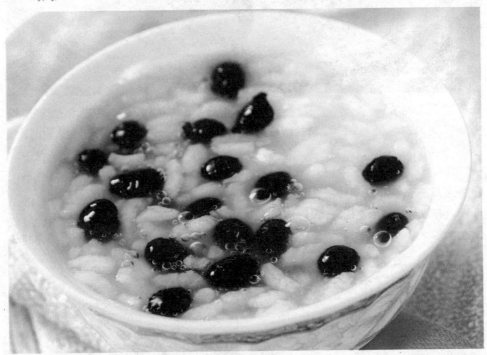

## 黑豆粥

🍲 **原料** 大米100克，黑豆50克。

🎀 **制作步骤**

❶ 将黑豆洗净，去除杂质，用清水浸泡4小时；大米淘洗干净备用。

❷ 铝锅上火，加入适量清水，先放入黑豆、大米旺火烧沸，再转小火煮约50分钟，待米粥黏稠、黑豆熟透时，即可装碗上桌。

**功效** 此方适合麻疹流行期间，服之有预防作用。

**细说妙方** 黑豆具有消肿下气、润肺燥热、活血利水、祛风除痹、补血安神、明目健脾、补肾益阴、解毒的作用。

偏方 [2]

# 竹笋鳝鱼

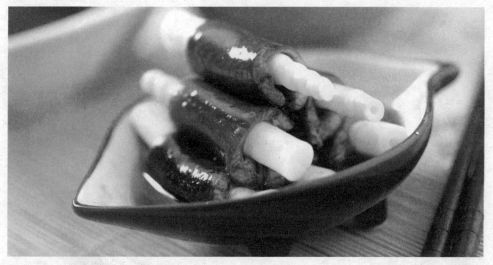

▲原料 黄竹笋200克，净鳝鱼100克，熟芝麻、香菜段各10克。

▲调料 葱末、姜末、精盐、味精、白糖、胡椒粉、花椒油、米醋、香油、辣椒油、鲜汤、料酒各适量。

✖ 制作步骤

❶ 净鳝鱼切成长段，加入精盐、姜末、葱末、料酒、米醋、胡椒粉略腌，再用沸水焯熟，捞出沥水。

❷ 黄竹笋洗净，切成长段，放入沸水中焯熟，捞出冲凉，穿入鳝段中，露出两端，整齐地摆放入盘中。

❸ 精盐、味精、白糖、花椒油、辣椒油、香油、鲜汤放入碗中调匀成味汁，淋入盘中，再撒上熟芝麻、香菜段即成。

---

# 芦荟苋菜粥

偏方 [3]

▲原料 大米150克，芦荟15克，苋菜100克。

✖ 制作步骤

❶ 将芦荟洗净，切成2厘米见方的块；苋菜去除老梗及黄叶、洗净，切成3厘米长的段；大米淘洗干净备用。

❷ 将大米、芦荟放入锅中，加入适量清水，先置旺火上烧沸，再改用小火煮30分钟，然后加入苋菜，煮熟即成。

功效 此方适合小儿麻疹，应出未出或疹出不透。

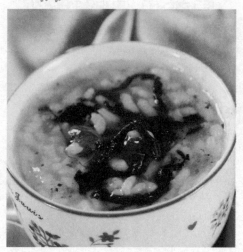

偏方 4

# 沙参玉竹鲫鱼汤

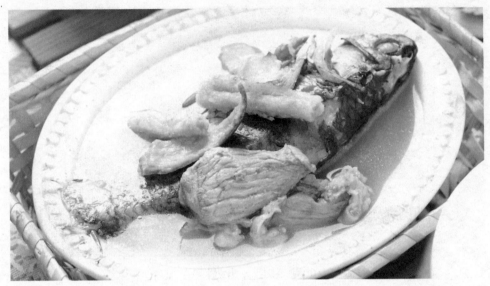

🍲原料 鲫鱼500克，瘦肉250克，沙参30克，玉竹25克，陈皮1小块，生姜2片。

🍲调料 精盐适量。

🎀 制作步骤

❶ 瘦肉洗净，切片，飞水；陈皮浸软，洗净；沙参、玉竹洗净。

❷ 鲫鱼去鳃、鳞、肠杂，洗净；烧锅下油、生姜，将鲫鱼煎至金黄色。

❸ 将适量清水放入煲内，煮沸后加入以上材料，猛火煲滚后改用慢火煲1.5小时，加盐调味即可。

功效 此方适合小儿麻疹，疹回期。症见身热渐退、疹点隐隐、咳嗽口干。

# 白菜香菇蹄花汤

🍲原料 白萝卜汁30克，青瓜汁30克，绿茶10克，沸水200克。

🍲调料 蜂蜜10克。

🎀 制作步骤

❶ 将绿茶放入杯中。

❷ 再加入200克沸水，加盖闷10分钟。

❸ 加入蜂蜜、白萝卜汁、青瓜汁搅匀即可。

功效 此方适合小儿麻疹，回疹期。症见伤阴咳嗽。

偏方 5

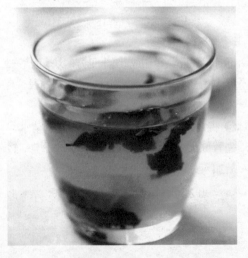

Part 2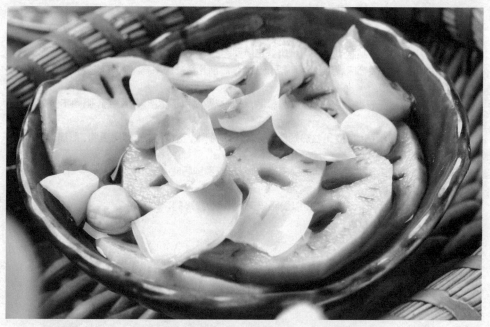

偏方 6

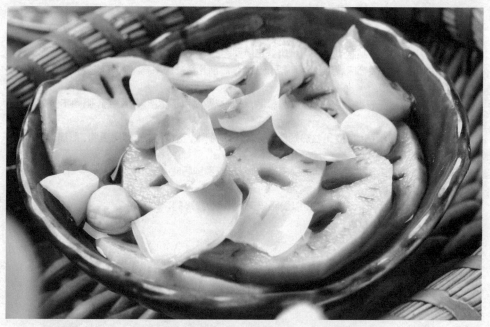

# 莲子百合莲藕糖水

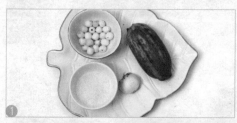

🍲 原料 莲藕100克，百合10克，莲子20克。

🍲 调料 白糖适量。

🎀 制作步骤

❶ 莲藕洗净，去皮切片；百合、莲子洗净，沥干水。

❷ 将百合、莲子放入煲中，注入适量水煮滚，续用小火煲30分钟。

❸ 加入莲藕片，用小火煲30分钟。

❹ 最后放入白糖煮溶化即成。

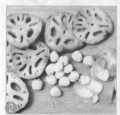
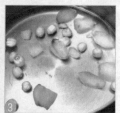
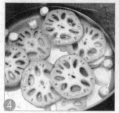
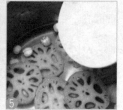

细说妙方

莲子补脾止泻，益肾涩清，养心安神，用于脾虚久泻，遗精带下，心悸失眠；莲藕具有健脾、补肺、固肾、益精等多种功效；百合具有养心安神，润肺止咳的功效，对病后虚弱的人非常有益。

# 小儿腮腺炎

小儿流行性腮腺炎是由腮腺炎病毒所引起的一种急性传染病,以发热、耳下腮部漫肿疼痛为主要临床表现。冬春季易流行,学龄前儿童发病率高。中医称之为痄腮。

辨证分型

1. 温毒在表型:症见轻微发热恶寒,一侧或两侧耳下腮部漫肿疼痛,咀嚼不便,咽红。

2. 热毒蕴结型:症见壮热烦躁,头痛,口渴欲饮,食欲不振,腮部漫肿、胀痛、坚硬拒按,咀嚼困难。

3. 邪毒内陷心肝型:症见腮部尚未肿大,或腮肿后5～7天,突然壮热,头痛,严重者昏迷,抽搐。

4. 邪毒引睾窜腹型:症见以受邪较重,引起少腹疼痛,睾丸肿痛。

偏方 1

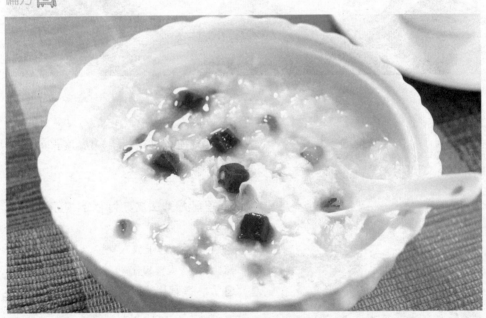

# 绿豆银耳京糕粥

🔺原料 大米150克,绿豆50克,银耳30克。

🔺调料 白糖、山楂糕(又名京糕)各适量。

🎀 制作步骤

❶ 绿豆洗净,提前放清水中浸泡2小时;银耳泡发后洗净,撕成小片;山楂糕切小丁。

❷ 锅内放清水,加入绿豆煮软,放入大米煮至绿豆开花,加入银耳、白糖、山楂糕煮至黏稠即成。

功效 此方适合小儿流行性腮腺炎,热毒蕴结型。症见腮热疼痛、肿胀较甚、发热便干、尿短赤等症。发病早期应用效果尤佳。

偏方 [2]

# 海带清热汤

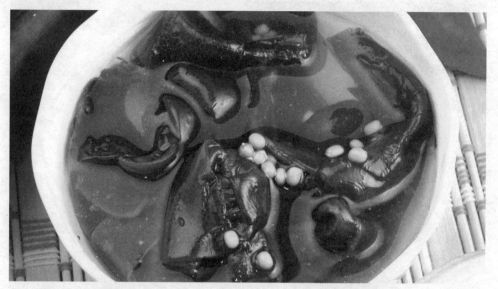

△原料 海带、绿豆各50克。

△调料 红糖50克。

✘制作步骤

❶ 将海带用清水冲洗干净，切成段备用。

❷ 将绿豆洗净，用清水浸泡一夜待用。

❸ 锅中放入海带、绿豆，再加入1碗清水，用慢火煲至绿豆熟烂，然后加入红糖搅匀调味，可饮汤食绿豆、海带。

功效 此方适合小儿流行性腮腺炎，热毒蕴结型。症见热病烦渴、腮肿疼痛。

细说妙方 海带可以消痰软坚，泄热利水，止咳平喘，祛脂降压，散结抗癌。

---

# 桑杞银菊糖水

偏方 [3]

△原料 桑叶20克，枸杞子20克，菊花20克，金银花20克，甘草20克。

△调料 蜂蜜100克。

✘制作步骤

❶ 桑叶、枸杞子、杭菊、金银花和甘草分别洗干净，浸泡。

❷ 锅中倒入清水煮开，再放入桑叶、枸杞子、杭菊、金银花和甘草，用慢火煮约30分钟。

❸ 熄火后加入蜂蜜略搅拌即可。

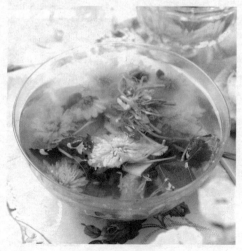

偏方 4

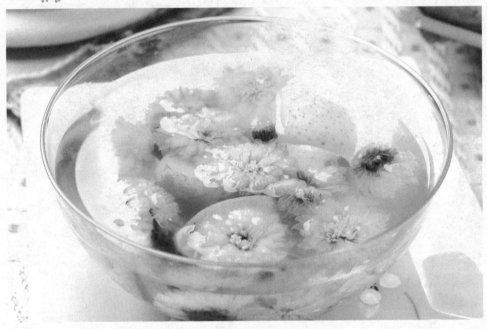

# 雪梨菊花糖水

🍐 **原料** 雪梨200克, 菊花5克。

🍐 **调料** 冰糖适量, 蜂蜜30克。

🎀 **制作步骤**

❶ 菊花用冷水泡开; 雪梨去核洗净, 切成小块。

❷ 锅里加适量的清水, 将雪梨块放入煮30分钟。

❸ 加入菊花煮5分钟。

❹ 再加入冰糖、蜂蜜一起煮10分钟即可。

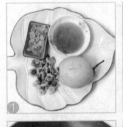
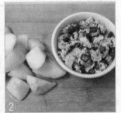
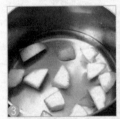
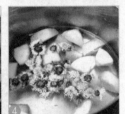
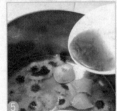
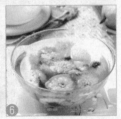

**功效** 此方适合小儿流行性腮腺炎, 温毒在表型。症见轻微发热, 一侧或两侧耳下腮部漫肿疼痛。

**细说妙方** 菊花有散风清热, 平肝明目等功效; 梨味甘微酸、性寒、无毒, 具有润肺凉心, 消炎降火, 解疮毒、酒毒的作用。

偏方 5

# 煎焖苦瓜

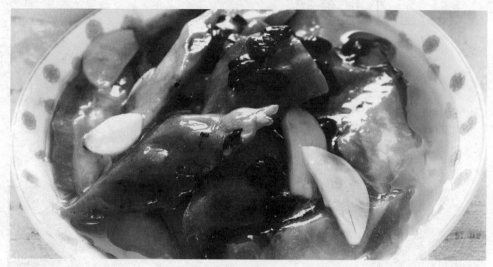

🔸原料 苦瓜500克。

🔸调料 葱末15克,蒜片10克,豆豉25克,精盐、味精各少许,辣椒油2小匙,香油1小匙,清汤100克,植物油100克。

❀制作步骤

❶ 将苦瓜切去两端,再顺长剖成两半,去瓤及籽,洗净,切成3厘米大小的块,放入沸水锅中略焯一下,捞出用清水过凉备用。

❷ 将豆豉用刀略剁几下,放入碗中,加入25克植物油调匀待用。

❸ 锅置火上,加入75克植物油烧至六成热,先放入苦瓜块煎软且两面呈黄色,再放入豆豉、蒜片、精盐和清汤,改用小火烧焖约5分钟至入味,然后加入味精和辣椒油,用旺火收浓汤汁,淋入香油,撒上葱末,出锅装盘即可。

# 萝卜外敷

偏方 6

🔸原料 白萝卜适量。

🔸主治 小儿流行性腮腺炎,温毒在表型。症见轻微发热恶寒,一侧或两侧耳下腮部漫肿疼痛。

❀制作、用法

捣烂,敷患处。

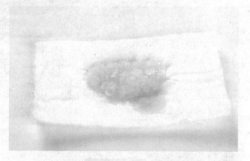

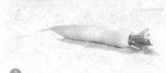
❶

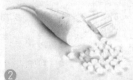
❷

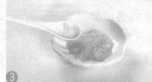
❸

# 小儿暑热

　　小儿暑热也称夏季热、暑热症、阳明经热等，是婴幼儿时期的一种特有疾病，多见于3岁以下的小儿。有严格的发病季节。临床以长期发热、口渴多饮、多尿、汗闭为特征。

　　辨证分型

　　1. 暑伤肺胃型：症见发热较高、口唇干燥、口渴多饮、多尿无汗、舌红、指纹红紫。

　　2. 下虚上盛型：症见发热、精神萎靡、面色少华、虚烦不安、口渴多饮、纳呆便溏、汗闭、小便清长量多。

偏方 **1**

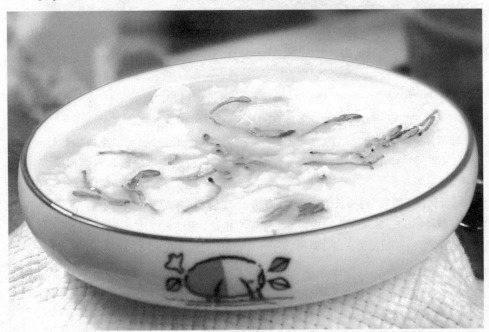

## 银花莲子粥

▲ 原料　金银花15克，莲子30克，粳米100克。

▲ 调料　白糖2大匙。

✘ 制作步骤

❶ 将金银花洗净，莲子去皮、去心洗净。

❷ 将金银花放入铝锅内，置旺火上烧沸，用小火熬煮5分钟，去渣，留汁待用。

❸ 将粳米反复用清水冲洗干净，除去杂质，备用。

❹ 在金银花锅内加入莲子肉、粳米，置旺火上烧沸，用小火熬煮至熟，加入白糖即可。

功效　此方适合小儿暑热症，暑伤肺胃型。症见口渴烦躁等。

细说妙方　　金银花具有清热解毒，凉散风热等功效，用于痈肿疔疮，喉痹，丹毒，热血毒痢，风热感冒，温病发热。

偏方 2

# 赤小豆荸荠粥

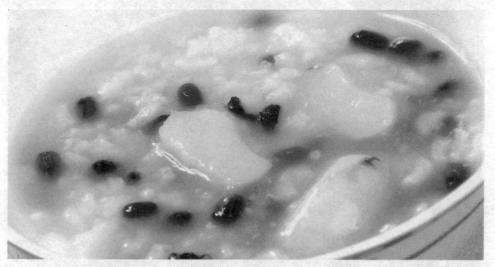

🔺原料 赤小豆30克，荸荠50克，大米100克。

🔺调料 白糖1大匙。

✂ 制作步骤

❶ 将赤小豆洗净，去泥沙；荸荠洗净，去皮，一切两半；大米淘洗干净。

❷ 将赤小豆、荸荠、大米同放入锅内，加水800克，置旺火烧沸，再用小火煮45分钟，加入白糖搅匀即可。

❸ 煮粥时，应先将赤小豆用水泡透，并先煮小豆，待八成熟时，再放大米、荸荠同煮。

功效 此方适合小儿暑热，暑伤肺胃型。症见口干口渴，尿黄短涩等。

御方妙方 赤小豆有利水除湿，和血排脓，消肿解毒等功效；荸荠具有清热化痰、开胃消食、生津润燥等功效。

# 四色粥

🔺原料 大米100克，白茯苓皮、大腹皮、冬瓜皮各15克，橘皮10克。

🔺调料 姜片10克，精盐、味精各1小匙，鲜汤1000克。

✂ 制作步骤

❶ 将白茯苓皮、大腹皮、冬瓜皮、橘皮、生姜片分别洗净，放入清水锅中煎成浓汁，去渣留药汁；大米淘洗干净，用清水浸泡30分钟。

❷ 锅中加入鲜汤，先放入大米旺火烧沸，再转小火煮1小时至米粒软烂，然后倒入药汁熬成稀粥，用精盐、味精调味即可。

偏方 3

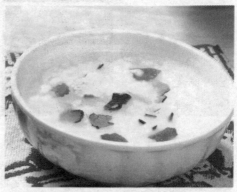

功效 此方适合小儿暑热，下虚上盛型。症见发热、精神萎靡、面色少华、虚烦不安、口渴多饮、纳呆便溏、汗闭、小便清长量多。

偏方 4

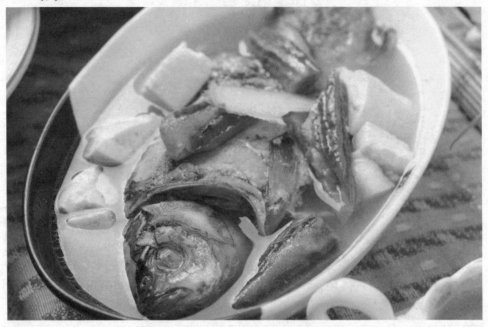

# 豆腐草菇鲫鱼汤

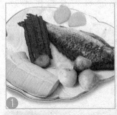
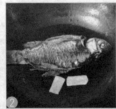
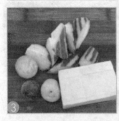
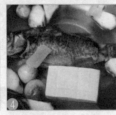

🍲 原料 鲫鱼450克，丝瓜300克，豆腐200克，草菇60克。

🍲 调料 生姜2片，精盐、植物油各适量。

✂ 制作步骤

❶ 将鲫鱼去鳃、去鳞，剖腹除去内脏，洗净；丝瓜刨去棱边，洗净，切成块；草菇洗净；豆腐洗净，切成小块。

❷ 锅置火上，加入植物油烧热，先下入姜片略煎，再放入鲫鱼煎至金黄色，加入适量清水烧沸。

❸ 然后放入丝瓜块、草菇、豆腐块用旺火烧沸，转小火煲约1小时，加入精盐调味，出锅装碗即可。

功效 此方适合小儿暑热，暑伤肺胃型。症见发热较高、口唇干燥、口渴多饮、多尿无汗、舌红、指纹红紫。

细说妙方
丝瓜有清凉、利尿、活血、通经、解毒之效，夏季养生宜多食丝瓜，尤其是女性；鲫鱼具有和中补虚、除湿利水、补虚羸、温胃进食、补中生气之功效。

偏方 5

# 芦荟黄瓜粥

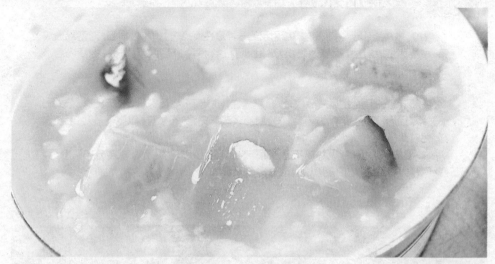

🍲 原料 大米150克，芦荟15克，黄瓜50克。

✂ 制作步骤

❶ 将芦荟洗净，切成2厘米见方的小块；黄瓜去皮、去瓤，也切成2厘米见方的小块；大米淘洗干净备用。

❷ 将芦荟、大米、黄瓜一同放入锅中，加入适量清水，先用旺火烧沸，再改用小火续煮35分钟即成。

功效 此方适合小儿暑热，暑伤肺胃型。症见发热较高、口唇干燥、口渴多饮、多尿无汗、舌红、指纹红紫。

细说妙方 芦荟有泻火、解毒、化瘀、杀虫等功效，主目赤、便秘、白浊、小儿惊痫、疳积、烧烫伤等病症。

# 百合绿豆粥

偏方 6

🍲 原料 大米150克，百合20克，绿豆50克。

✂ 制作步骤

❶ 将百合、绿豆洗净，去除泥沙；大米淘洗干净备用。

❷ 将绿豆、百合、大米一同放入锅中，加入适量清水，先用旺火烧沸，再改用小火煮约35分钟，即可出锅装碗。

功效 此方适合小儿暑热，伤阴型。症见发热、虚烦不安、口渴多饮。

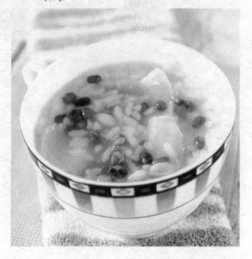

# 小儿水痘

小儿水痘是由于感染水痘病毒引起的一种急性传染病。传染性很强,常容易造成流行。临床上以发热,皮肤及黏膜分批出现丘疹、疱疹、结痂为其特征。疱疹内含水液,形态如豆,故名"水痘"。

辨证分型

1. 风热夹湿型:症见发热较轻,鼻塞流涕,喷嚏咳嗽,起病后1~2天出疹,分批出现斑疹,丘疹、疱疹,结痂,皮疹红润,疱疹浆液清亮,分布稀疏,以躯干多见,舌质偏红,舌苔薄白。

2. 湿热炽热型:症见壮热不退,烦躁不安,面红赤,口渴欲饮,水痘分布稠密,疱底红晕,大便干结,小便短赤,舌质红绛,苔黄糙。

偏方 1

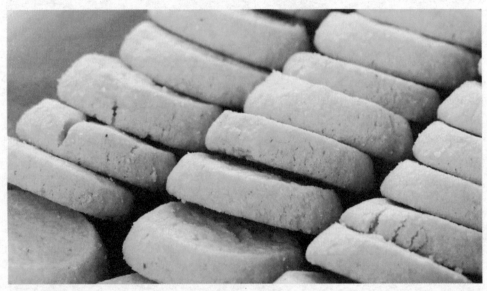

## 绿豆饼

🔺原料 绿豆粉100克,绿豆500克。

🔺调料 精盐2/5小匙,白糖100克,小苏打少许,鸡蛋液50克,牛奶150克,黄油2小匙。

🎀 制作步骤

❶ 绿豆放入盆内,洗净,再加入适量的清水,放入蒸箱内蒸制1小时至熟软。

❷ 用捣锤将绿豆捣碎成泥,晾凉后逐渐加入煮沸的牛奶搅成糊状。

❸ 先把黄油加热熔化,再将黄油、精盐、白糖、蛋液、面粉、绿豆粉、小苏打,用搅拌桶搅拌均匀取出。

❹ 把面团放至案板上,下剂,每个20克左右,揉圆放入圆形模具,入炉烤20~30分钟,取出,均匀地摆入盘子内即成。

功效 此方适合各型小儿水痘。

偏方 2

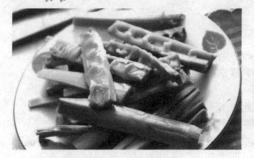

# 香糟竹笋尖

**▲原料** 鲜竹笋尖500克。

**▲调料** 精盐1小匙,味精、白糖各少许,料酒2大匙,香油1大匙,香糟汁3大匙,清汤100克。

**✖ 制作步骤**

❶ 将竹笋尖去皮,洗净,顺切成两半,放入沸水锅中,加入少许精盐煮5分钟,捞出晾凉,再切长条;锅置火上,加入清汤、香糟汁、精盐、料酒、白糖、味精烧沸,煮约2分钟,倒入大碗中晾凉成糟味汁。

❷ 将竹笋尖条放入糟味汁内,再放入冰箱中冷藏2小时,食用时取出,码入盘内,淋上香油和少许腌竹笋条的糟汁即成。

偏方 3

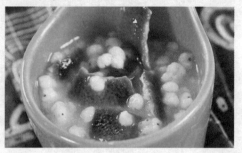

# 杏陈薏米粥

**▲原料** 薏米150克,杏仁15克,陈皮6克。

**✖ 制作步骤**

❶ 将陈皮洗净,放入沸水锅中,煎汤去渣;薏米淘洗干净备用。

❷ 将杏仁、薏米倒入陈皮汁中,先用旺火烧沸,再转小火熬煮成粥,即可出锅装碗。

**功效** 此方适合小儿水痘,风热挟湿型。症见皮肤和黏膜出现丘疹水疱和结痂,低热或中度发热。

---

# 祛烂痘洗液

**▲原料** 茶叶 (去梗) 500～1000克。

**▲主治** 小儿水痘,湿热炽热型,遍身烂痘。症见发热不退,痘出较多,感染细菌而破溃。

**✖ 制作、用法**

将沸水滚过捞起的茶叶,带湿铺在床上,在茶叶上面铺纸巾一层,令小儿卧于上面,若天寒需盖衣被。一宿即瘥。

【说明】烂痘多系出痘误治或卫生不洁,感染细菌而破烂,浓水浸淫,沾黏衣服。中医认为系湿毒泛溢皮肤所致。茶叶善于清热解

偏方 4

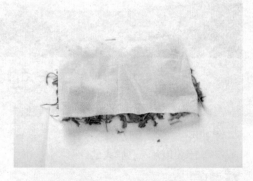

毒,燥湿敛疮疡,有抑制绿脓杆菌、金黄色葡萄球菌等细菌的作用。卧于茶铺上面,可使上述功效直接渗透病处。

## 小儿厌食

小儿厌食症是由于小儿饮食不节,喂养不当影响脾胃受纳运化功能,或素体脾胃虚弱所致的小儿长期食欲减退或拒食的一种疾病。

辨证分型

1. 脾失健运型:症见食欲不振,腹胀便泄,挟有不消化食物,气短倦怠。
2. 脾胃气虚型:症见面色萎黄,形体瘦弱,精神倦怠,厌食或拒食,腹胀便溏。
3. 胃阴不足型:症见厌食,口渴心烦,大便干结,舌红少津。

偏方 1

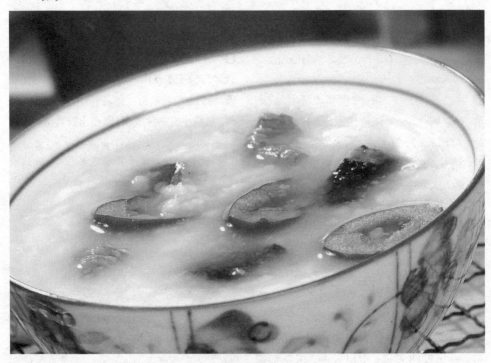

# 白术鸡内金粥

🥢 **原料** 白术30克,鸡内金15克,红枣4枚,大米150克。

🥢 **调料** 干姜10克,白糖2大匙。

✂ **制作步骤**

❶ 将鸡内金炒黄,打成粉;白术润透,切片,炒干,打成粉;干姜洗净,切片;红枣洗净,去核;大米淘洗干净。

❷ 将大米、鸡内金、白术、干姜、红枣同放炖锅内,加入清水1200克,置旺火上烧沸,再用小火煮35分钟,加入白糖即成。

❸ **食法:** 每日1次,佐餐食用。

**功效** 此方适合小儿厌食症,脾虚湿困型。症见厌食,面色发黄,疲乏懒动,口腻乏味,不渴,尿涩或浑,或有便溏。

# 雪梨素鱼片

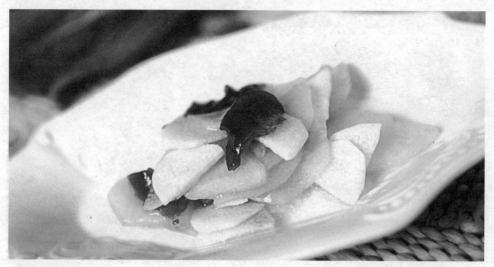

🔺原料 山药350克,雪梨、青椒各100克,黑木耳5克,鸡蛋2个。

🔺调料 葱花、姜末各5克,精盐1/2小匙,淀粉3大匙,水淀粉2小匙,植物油100克。

🎀制作步骤

❶ 将山药从中间剖开,切成片;梨去皮,切成片;青椒去蒂及籽,洗净,切成菱形片。

❷ 黑木耳用沸水泡开,洗净,用手撕成块。

❸ 鸡蛋打入碗中,加入淀粉调成蛋糊。

❹ 山药裹匀蛋糊,用热油炸至淡黄色,捞出。

❺ 锅中留底油烧热,放入葱花、姜末炒香,再放入青椒、木耳略炒。

❻ 然后放入山药,加入精盐炒匀,再放入雪梨,用水淀粉勾芡,即可出锅装盘。

功效 此方适合小儿厌食症,脾胃气虚型。症见不思饮食,腹胀便泄,挟有不消化食物。

# 山药山楂竹笋粥

🔺原料 山楂10克,山药20克,竹笋30克,大米100克。

🔺调料 冰糖1大匙。

🎀制作步骤

❶ 山药用水泡一夜,切3厘米见方的片;竹笋洗净,切3厘米见方的片;山楂洗净;大米淘净。

❷ 将大米、山楂、山药、竹笋同放铝锅内,加水800克,置旺火烧沸,加冰糖适量,再用小火炖煮35分钟即成。

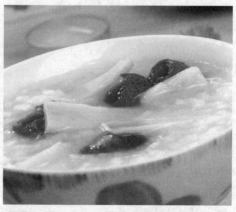

功效 此方适合小儿厌食症,脾胃气虚型。症见体弱、不思饮食、消化不良。

偏方 4

# 醋熘什锦

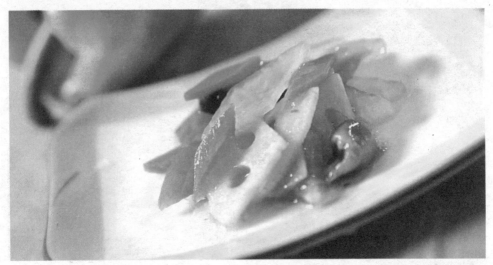

🍴 **原料** 莲藕300克，白萝卜片、胡萝卜片各100克，水发香菇50克。

🍴 **调料** 精盐、白糖各1小匙，生抽2小匙，水淀粉2大匙，米醋、植物油各1大匙。

🎀 **制作步骤**

❶ 莲藕去皮、去藕节，洗净，切成薄片；水发香菇去蒂，洗净，切成薄片。

❷ 锅中加入植物油烧至七成热，放入萝卜片、

莲藕片、胡萝卜、香菇片炒透，加入白糖、精盐、生抽炒匀，淋入米醋，勾芡，出锅装盘即可。

**功效** 此方适合小儿厌食症，脾失健运型。症见厌食，腹胀。

**细говор妙方** 莲藕有健脾、开胃、益血、生肌、止泻等功效；白萝卜具有下气、消食的功效；胡萝卜健脾消食。

# 西瓜冻

🍴 **原料** 西瓜1个，瓜子仁20克，冻粉25克。

🍴 **调料** 白糖100克。

🎀 **制作步骤**

❶ 西瓜从中间切开，挖出瓜瓤，用干净笼布包起来，挤出瓜汁；冻粉切成段，用清水浸泡。

❷ 锅中加入清水250克、白糖烧沸，放入泡好的冻粉，改用小火熬化冻粉。

❸ 再倒入西瓜汁搅匀，撇净浮沫，用笼布过滤至大汤碗内，晾凉后放入冰箱冷藏。

❹ 将冰镇好的西瓜冻扣入大汤盘中，上面撒上瓜子仁即可。

偏方 5

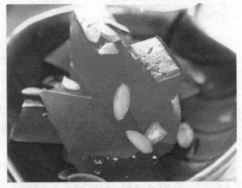

**功效** 此方适合小儿厌食症，脾失健运滞热型。症见两颊发红，午后尤甚，手足心热，夜眠不实，口渴喜饮，尿黄便干。

偏方 6

# 开胃果肉水饺

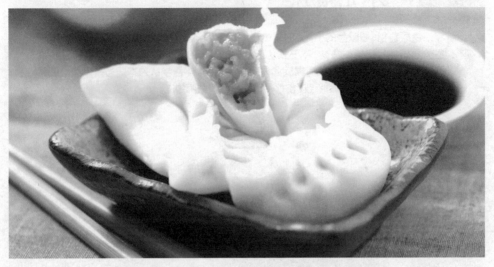

🍴 **原料** 面粉400克，香蕉275克，山楂糕、葡萄干各30克。

🍴 **调料** 白糖150克，猪化油30克。

🎀 **制作步骤**

❶ 面粉放入容器内，加入凉水和成面团，略饧。

❷ 香蕉去皮，与山楂糕一同放入容器内，捣成泥；葡萄干切末，与白糖、猪化油一同放入香蕉泥内拌匀成馅。

❸ 面团搓成长条，揪成剂子，擀成圆皮，抹上馅，捏成月牙形饺子坯。

❹ 锅内加水烧开，下入饺子坯煮至熟透，捞出装盘，即可上桌。

**功效** 此方适合小儿厌食症，脾失健运型。症见厌食，腹胀。

---

# 蜜汁山药墩

偏方 7

🍴 **原料** 山药500克，山楂80克。

🍴 **调料** 白糖、蜂蜜、猪化油各适量。

🎀 **制作步骤**

❶ 将山药去皮、洗净，切成长方墩，再放入沸水锅中焯去黏液，捞入冷水中浸泡；山楂洗净、去核，切丁备用。

❷ 锅中加入猪化油和适量清水烧热，先放入白糖炒至金黄色，再加入开水、蜂蜜、山药烧开，然后转小火烧至山药熟烂，再取出山药，平放在盘中，在每个山药块上放一粒山楂丁，最后将收浓的糖汁浇在上面即可。

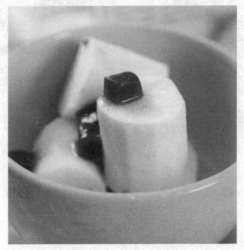

# 小儿遗尿

　　遗尿症指3岁以上的小儿,白天或夜间反复有不随意的排尿,称为遗尿症。遗尿症分器质性和功能性两类,本书就功能性遗尿症叙述之。发病原因多为精神过度紧张,或缺乏合理的训练,或有家族遗尿病史等原因。中医学认为本病多系体质虚弱,肾和膀胱虚寒,不能控制所致,食疗多以补肾健脾益肺为主。

偏方 1

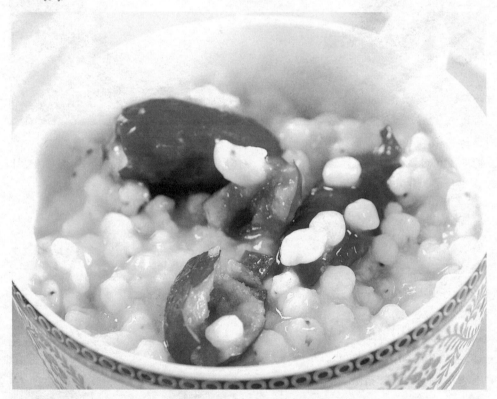

## 小枣高粱米粥

🔺原料 高粱米500克,红小枣200克。

🔺调料 白糖2大匙,水淀粉3大匙,桂花、食用碱各少许。

🎀制作步骤

❶ 将高粱米淘洗干净,放入清水中浸泡4小时;红小枣洗净,去核。

❷ 砂锅上火,加入适量清水烧开,先放入高粱米和少许碱面烧沸。

❸ 再转成小火,放入小枣续煮至熟,见高粱米浮起时,用水淀粉勾芡,加入白糖、桂花调匀,即可装碗上桌。

功效 此方适合小儿遗尿,肝经郁热型。症见睡中遗尿,尿黄量少,色黄味臊,尿时急迫。

偏方 2

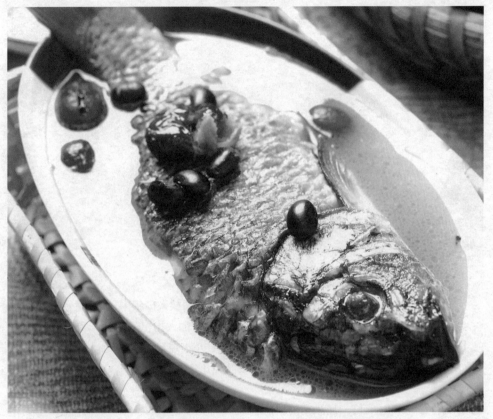

# 黑豆红枣鲤鱼汤

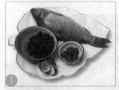
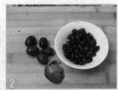
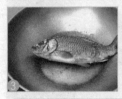
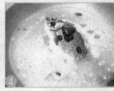

🍲原料 鲤鱼500克，黑豆100克，红枣20克，陈皮1小块。

🍲调料 生姜、精盐各适量。

✂制作步骤

❶ 黑豆提前2小时浸泡，洗净；红枣去核，洗净；陈皮浸软，洗净。

❷ 鲤鱼去鳃、内脏，洗净；烧锅下油、生姜，将鲤鱼煎至金黄色。

❸ 将适量清水放入煲内，煮沸后加入以上材料，猛火煲滚后改用慢火煲2小时，加盐调味即可。

功效 此方适合小儿遗尿，肾气不足型。症见遗尿发作频繁，面色白少华，神疲乏力，畏寒腰酸，舌质淡。

细说妙方 鲤鱼味甘、性平，有健脾开胃、利尿消肿、止咳平喘、安胎通乳、清热解毒等功效。

## 偏方 3 枸杞子桂圆炖鹅肉

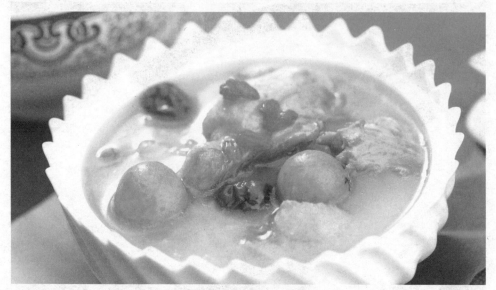

⬆原料 鹅肉500克,枸杞子15个,桂圆5个,红枣6枚。

⬆调料 姜段1段,葱2根,料酒2小匙,精盐1/2小匙,味精少许。

✖制作步骤

❶ 鹅肉洗净,切5厘米长,3厘米宽的块,红枣、姜、葱洗净。

❷ 将鹅肉放入砂锅中,加适量水,煮沸,撇开浮油,加入枸杞子、桂圆、红枣、酒、姜、葱,转小火炖至九成熟,加入精盐、味精,继续炖几分钟即可。

功效 此方适合小儿遗尿,肾气不足型。症见遗尿发作频繁,面色白少华,神疲乏力,畏寒腰酸,舌质淡。

## 清炖甲鱼汤    偏方 4

⬆原料 甲鱼1只,火腿2片。

⬆调料 葱段、姜片各少许,八角1粒,上汤600克,精盐、味精各1小匙,料酒1大匙。

✖制作步骤

❶ 甲鱼洗涤整理干净,剁成小块;火腿洗净,切成片。

❷ 大炖盅内放入甲鱼块,加入葱、姜、八角和适量清水,用旺火炖30分钟,再放入上汤、料酒、火腿续炖90分钟,用精盐、味精调味即可。

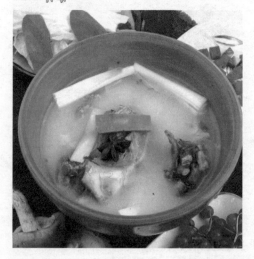

偏方 5

# 兔肉香芋汤

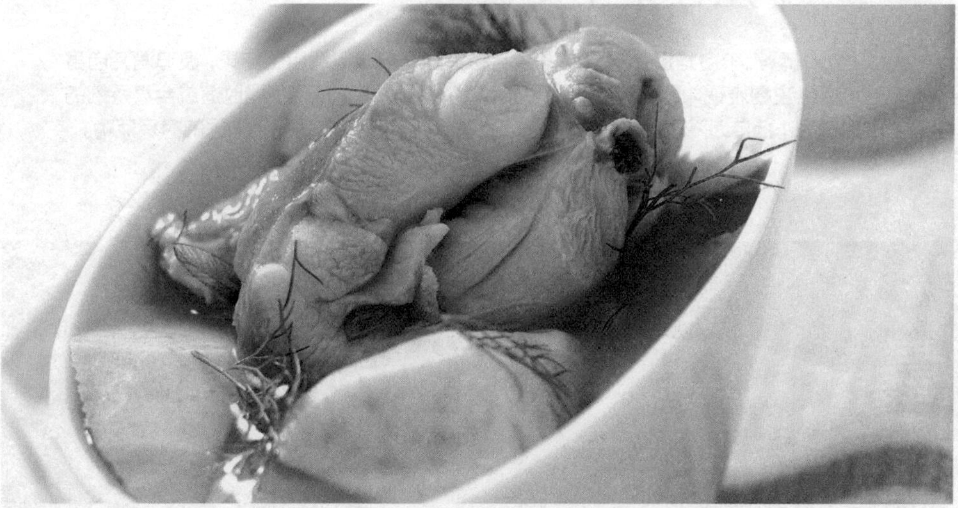

原料 兔肉400克，香芋200克，茴香少许。

调料 葱花、姜末各少许，精盐适量，鸡精1/2小匙，酱油1小匙，料酒2大匙，高汤8杯，植物油2大匙。

制作步骤

❶ 将兔肉洗净，剁成大块，放入5%的盐水中浸泡，去土腥味备用。

❷ 将香芋去皮、洗净，切成块待用。

❸ 锅置火上，放入植物油烧热，下入葱花、姜末、兔肉、香芋、酱油炒至断生，再烹入料酒，倒入高汤烧沸，然后加入精盐、鸡精煮至入味，撒入茴香即可。

功效 此方适合小儿遗尿，脾肾两虚型。症见遗尿，食欲不振，腰酸畏寒。舌质淡，苔薄白。

# 糖水银耳荔枝

偏方 6

原料 银耳10克，糖水慈姑、蜜樱桃各50克，糯米100克，糖水荔枝1罐。

调料 柠檬果酸少许，冰糖100克。

制作步骤

❶ 将银耳用冷水泡发4小时，择洗干净，放入小铝锅内，加入清水750克，用小火煮约1小时（不宜太烂），再加入柠檬果酸、冰糖熬化，晾凉备用。

❷ 将糯米洗净，放入碗内，加入少量清水上笼蒸成米饭，取出后加入切成细粒的慈姑搅拌均匀，分别酿入每一个荔枝内，再放入大碗内依次摆好成圆形（糯米的一面向上），然后上笼蒸约10分钟取出，放入冰箱冻凉后取出，扣入盘中，再将银耳放在周围，樱桃放在荔枝的空隙中即成。

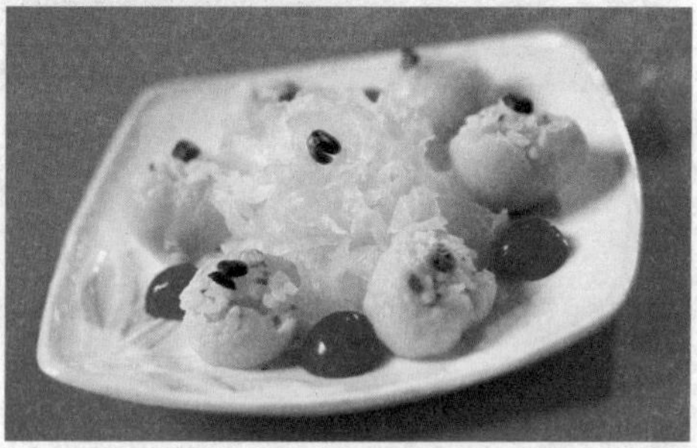

## 小儿营养不良

小儿营养不良是摄食不足或摄入食物不能充分吸收利用的结果，被迫消耗自身的组织。主要表现为脂肪消失，肌肉萎缩以及生长发育的停滞，同时造成全身系统的功能紊乱，抵抗力降低，往往并发贫血、遗尿、夜惊等症。本病属于中医的疳疾范畴。

偏方 1

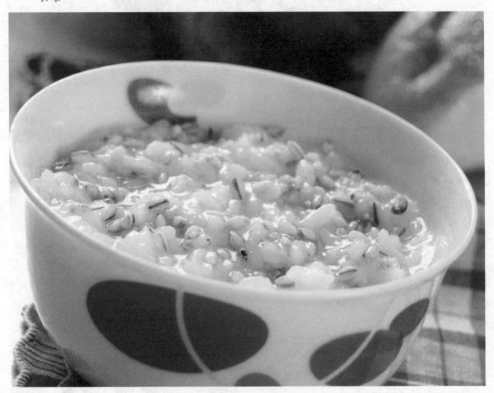

# 大麦米粥

🍚 **原料** 大麦米250克，糯米150克。

🍲 **调料** 饴糖、蜂蜜各少许。

🎀 **制作步骤**

❶ 将大麦米、糯米分别去尽杂质，用温水浸泡至发涨，再洗净沥水，待用。

❷ 将净砂锅放火上，加入清水、大麦米、粳米，大火烧开，撇净浮沫，改小火煮至麦米软烂，加入饴糖、蜂蜜即可。

**功效** 此方适合小儿营养不良症，脾胃虚寒型。症见畏寒，形体消瘦，毛发枯黄，精神不振，厌食等。

**细说妙方** 大麦米具有益气宽中、消渴除热、并且有回乳的功效；糯米具有补中益气，健脾养胃，清热止烦，解毒除痢的功效。

# 红枣鸽肉饭

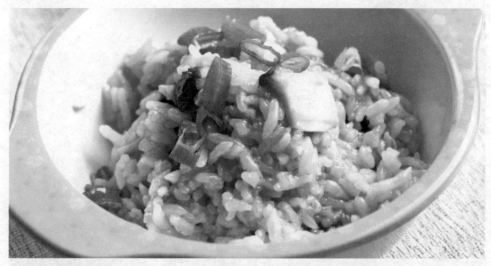

🔺原料 糯米250克，鸽子肉150克，水发冬菇30克，黄芪20克，党参15克，红枣10枚。

🔺调料 姜丝、味精、白糖、料酒、酱油、猪化油各适量。

❧ 制作步骤

❶ 将党参、黄芪洗净，放入锅中，加入适量清水，用小火上煎成浓汁，再过滤干净；鸽子肉洗净，切成块，放入锅内，再加入料酒、姜丝和少许酱油腌20分钟左右；红枣洗净、去核；冬菇洗净，切成片；味精、白糖、酱油、猪化油调成味汁备用。

❷ 将糯米淘洗干净，放入锅中，加入适量清水煮沸，再放入党参黄芪浓汁、鸽子肉、冬菇片、红枣肉，盖严锅盖，用小火焖熟，然后淋入味汁略焖即可。

---

# 菠菜桃仁拌羊肝

🔺原料 炸桃仁50克，菠菜200克，羊肝100克。

🔺调料 蒜末、姜末各10克，精盐1小匙，米醋、香油各1/2小匙。

❧ 制作步骤

❶ 将菠菜择洗干净，放入沸水锅中略焯一下，捞出冲凉，沥干水分，切成小段。

❷ 羊肝洗涤整理干净，放入沸水锅中，加入少许精盐煮熟，捞出沥干，切成细丝。

❸ 将菠菜、羊肝一同放入碗中，加入姜末、蒜末、精盐、米醋调拌均匀至入味，淋入香油，撒上桃仁，即可上桌。

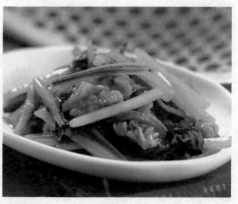

功效 此方适合小儿营养不良症，脾虚胃弱型。症见身体亏虚消瘦，厌食。

偏方 4

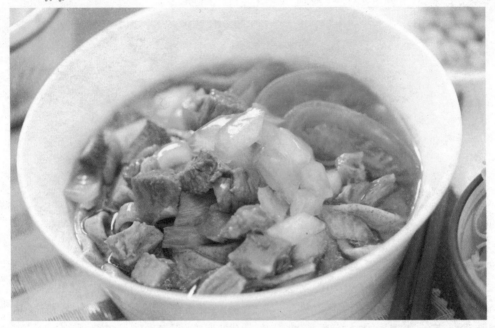

# 羊肉卤黑米面条

🍴 **原料** 黑米粉300克，高筋面粉100克，羊肉150克，番茄、油菜、冬瓜各75克。

🍴 **调料** 葱丝、姜丝各10克，精盐1小匙，味精、白糖各少许，鲜汤500克，香油1大匙，植物油2大匙。

🎀 **制作步骤**

❶ 黑米粉内加入高筋面粉、少许精盐及适量凉水和成面团，稍饧，擀制成面条。

❷ 番茄洗净，切成块；油菜择洗干净，切成段；冬瓜洗净，切成象眼块；羊肉洗净，切成小块。

❸ 锅中加油烧热，下入葱丝、姜丝炒香，再放入羊肉块炒至变色，然后烹入料酒、鲜汤，下入冬瓜、油菜、番茄、精盐和白糖烧沸，将汤汁滗入容器内。

❹ 将黑米面条均匀地铺在菜上，将汤汁浇在面条上，上火烧沸，盖上锅盖，用小火焖至将熟。

❺ 用筷子将面条与菜挑匀，盖上锅盖，继续

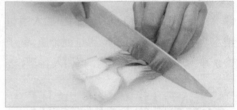

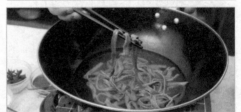

焖至面条熟透，加入味精，淋入香油，出锅装碗即成。

**功效** 此方适合小儿营养不良症，脾虚胃弱型。症见面黄少华，形体消瘦，毛发枯黄，精神不振，厌食。

偏方 5

# 鲜虾烧豆腐

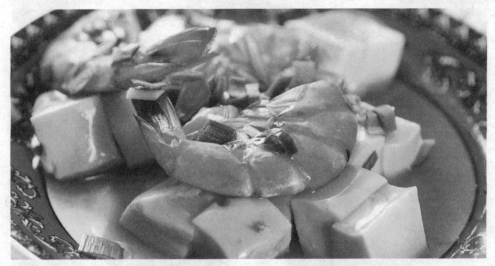

🔺原料 嫩豆腐1块（约400克），鲜虾200克，嫩韭菜25克。

🔺调料 葱末、姜末各10克，精盐、味精、香油各适量，水淀粉2小匙，高汤150克，植物油2大匙。

✖制作步骤

❶ 鲜虾洗净，沥水，剪去虾须、爪，挑除沙线，切下虾头，再把每只鲜虾切成两半。

❷ 豆腐切成2厘米见方的小块，放入沸水锅内焯烫一下，捞出沥水；嫩韭菜洗净，切成末。

❸ 锅内加入植物油烧热，下入葱末、姜末炒香，加入虾头炒至红色，然后放入虾身、虾尾稍炒，加入高汤、豆腐块、精盐烧沸，转小火烧至入味。

❹ 捞出头、尾，间隔摆入盘四周；豆腐汤内加味精，用水淀粉勾芡，淋入香油，出锅盛入盘中，摆放上虾身，撒上韭菜末，上桌即成。

# 沙律明虾

🔺原料 明虾10只，球形生菜、橙子、干粉丝段各适量。

🔺调料 精盐、味精、胡椒粉、芝士粉、淀粉、料酒、葱姜汁、卡夫奇妙酱、蛋粉糊各适量。

✖制作步骤

❶ 将明虾去头、剥壳、留尾，去掉沙线，洗净，用精盐、味精、料酒、葱姜汁、胡椒粉、芝士粉、淀粉码味上浆，然后拖上蛋粉糊，再滚沾上干粉丝段，入六成热油锅炸熟，捞出备用。

❷ 将生菜洗净，切成丝；橙子切片，摆入盘

偏方 6

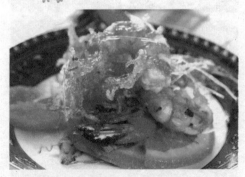

中，然后把卡夫奇妙酱浇在生菜上，再摆上炸好的明虾即成。

功效 此方适合小儿营养不良症，脾虚胃弱型。

偏方 **7**

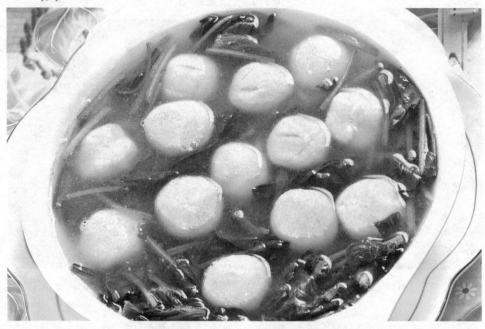

# 清汤素鱼圆

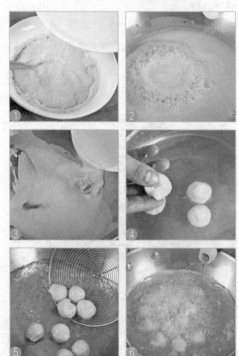

**原料** 豆浆300克,玉米粉100克,菠菜50克。

**调料** 精盐1小匙,味精1/2小匙,料酒、香油各1大匙,素汤750克。

**制作步骤**

❶ 菠菜去根,择去老叶,洗净,切成小段;锅加适量素汤烧沸,放入菠菜段焯烫一下,捞出过凉、装碗;玉米粉放入大碗中,加入豆浆100克调匀成稀糊。

❷ 净锅置火上,倒入剩余的豆浆烧沸,加入少许精盐和味精。

❸ 慢慢淋入调好的豆浆玉米糊,边淋边搅动至浓稠;离火后稍凉,挤成直径约2厘米大小的鱼圆。

❹ 盆中倒入适量的冷水或纯净水,放入鱼圆浸泡成素鱼圆。

❺ 净锅置火上,加入素汤、精盐、料酒、味精烧沸;放入素鱼圆,用小火慢慢烧沸,撇去浮沫;淋入香油,出锅倒在盛有菠菜的汤碗里即成。

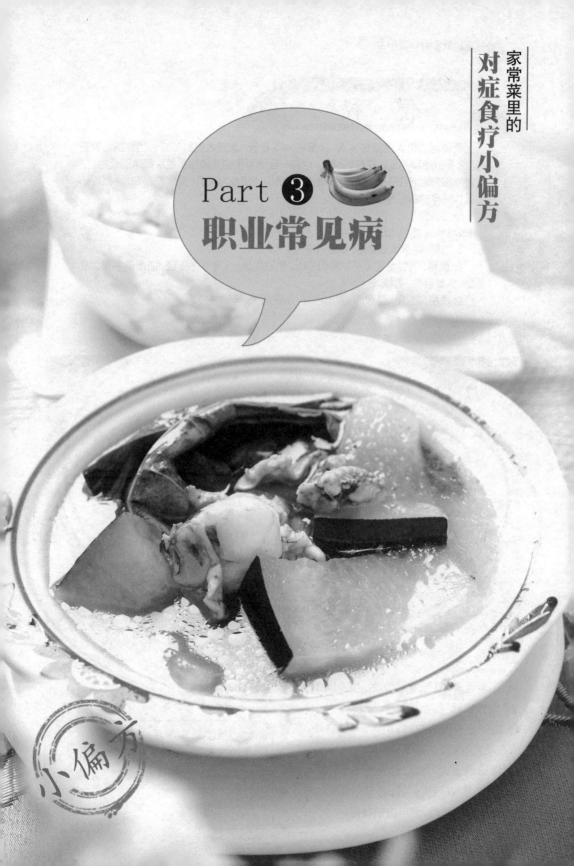

# Part ③
# 职业常见病

# 便　秘

便秘指的是大便秘结不通，排便的时间延长，或想大便时却排泄困难的一种病症。大多数便秘都是单纯性的便秘，也有一些便秘是由肠道器质性疾病所引起的。一般便秘的病因是由于体内食物残渣不足、肠道应急能力减退、排便动力缺乏、肠腔闭塞或神经精神病变等所导致的。

辨证分型

1.热秘：症见大便干结，小便短赤，口干口臭。

2.气秘：症见大便秘结，欲便不得，嗳气频作。

3.虚秘：气虚型症见有便意而不出，便后疲乏，大便并不干硬；血虚型症见大便秘结，头晕目眩、心悸。

4.冷秘：症见大便艰涩，排出困难，小便清长，喜热怕冷。

偏方 1

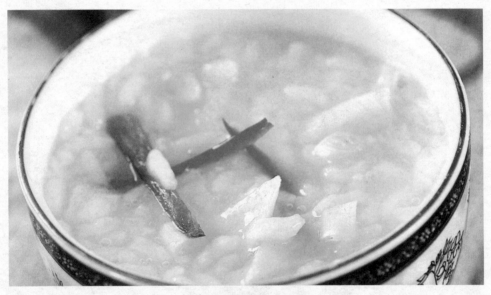

## 生姜葱白粥

🥄原料 大米100克，葱白20克，生姜10克。

✄ 制作步骤

❶ 将生姜去皮，洗净后切丝；葱白洗净，切成葱花；大米淘净备用。

❷ 将铝锅上火，加入适量清水，先放入大米、姜丝、葱花旺火烧沸，再转小火煮约35分钟，待米粥黏稠时，即可出锅装碗。

功效 此方适合便秘，热秘。症见大便秘结，小便短赤，口干口臭。

细说妙方 生姜性味辛温，有散寒发汗、化痰止咳、和胃、止呕等多种功效；葱白味辛，性温，发汗解表，通阳，利尿。

偏方 2

# 松仁芝麻糊

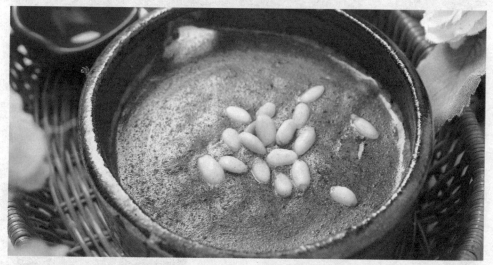

🔺原料 黑芝麻100克，松仁20克，马蹄粉30克。

🔺调料 白糖适量。

✄ 制作步骤

❶ 松仁用花生油炒熟；黑芝麻磨碎，与马蹄粉一起用适量清水调成粉浆。

❷ 把芝麻糊放入适量沸水中煮15分钟。

❸ 放入白糖拌匀至溶化，装碗撒上松仁即可。

功效 此方适合便秘，热秘。症见大便秘结，小便短赤，口干口臭。

细说妙方 松仁是很好的润肠通便的食物，富含油酸脂和亚油酸脂，能润肠通便缓泻而不伤正气，对治疗老年人体虚便秘、便秘干结有良好的疗效。

# 粳米桃仁粥

🔺原料 桃仁6克，红枣6枚，粳米100克。

🔺调料 鲜汤1000克，精盐1小匙，味精6克，红糖少许。

✄ 制作步骤

❶ 把桃仁去皮尖，红枣去核，粳米淘洗干净，备用。

❷ 把粳米、红枣、桃仁同放锅内，加入鲜汤1000克，置旺火上烧沸，撇净浮沫，再用小火煮45分钟即可。

❸ 食法：每日1次，每次吃50克粥，吃红枣。早餐食用。

偏方 3

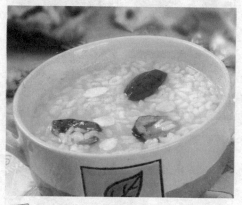

功效 此方适合温病或热病后期津枯液伤，肠燥便秘。

偏方 4

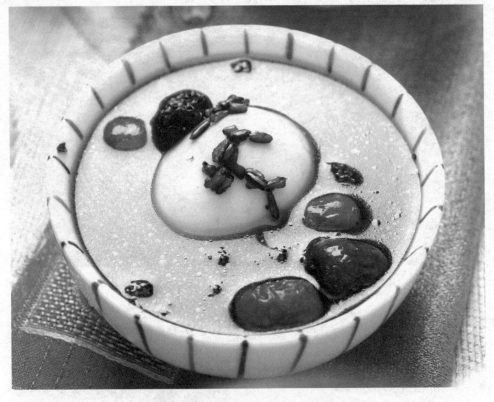

# 桑葚黑米鸡蛋汤

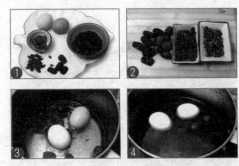

☖ **原料** 鸡蛋2个, 桑葚30克, 黑米20克, 红枣20枚, 黑枣15枚。

☖ **调料** 精盐适量。

✗ **制作步骤**

❶ 桑葚浸泡, 洗净; 黑米浸泡, 洗净; 红枣去核, 洗净; 黑枣洗净。

❷ 鸡蛋原只洗净, 与红枣、黑枣、桑葚一同放入煲内, 煮至鸡蛋熟透, 取出去壳。

❸ 鸡蛋去壳后与黑米放入煲内, 慢火煲2小时, 加精盐调味即可。

**功效** 此方适合便秘, 血虚秘。症见面色少华, 头晕。

**细说妙方** 桑葚性味甘寒, 具有补肝益肾、生津润肠、乌发明目等功效。 黑米具有开胃益中, 健脾暖肝, 明目活血, 滑涩补精等功效。黑枣有补血、增强体内免疫力的作用。

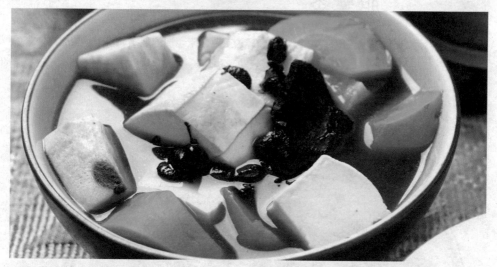

偏方 5

# 肉苁蓉豆腐芋头汤

🔺原料 芋头500克，胡萝卜250克，豆腐200克，豆豉50克，肉苁蓉20克。

🔺调料 精盐适量。

✂ 制作步骤

❶ 胡萝卜去皮，洗净切块；芋头去皮，洗净切块。

❷ 豆豉、肉苁蓉洗净；豆腐切小方块。

❸ 将适量清水放入煲内，煮沸后加入以上材料，猛火煲滚后改用慢火煲1小时，加盐调味即可。

功效 此方适合便秘，冷秘。症见大便艰涩，小便清长，腹中冷痛。

细说妙方 肉苁蓉补肾阳，益精血，润肠通便。芋头有开胃生津、消炎镇痛、补气益肾等功效。

---

# 香蕉冰糖汤

偏方 6

🔺原料 香蕉5个。

🔺调料 陈皮1片，冰糖适量。

✂ 制作步骤

❶ 将香蕉剥皮，每个切成3段；陈皮用清水浸软，去白备用。

❷ 将香蕉、陈皮放入锅内，加入适量清水烧开，转文火煮15分钟，再加入冰糖煮至溶化即成。

功效 此方适合肠燥便秘，老年便秘，习惯性便秘。1日2次，连服数日。

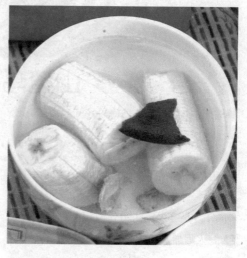

## 胆囊炎

胆囊炎是以上腹部疼痛，胆囊部触痛为主要临床表现的疾病。可出现寒战，高热，黄疸等症状。

偏方 1

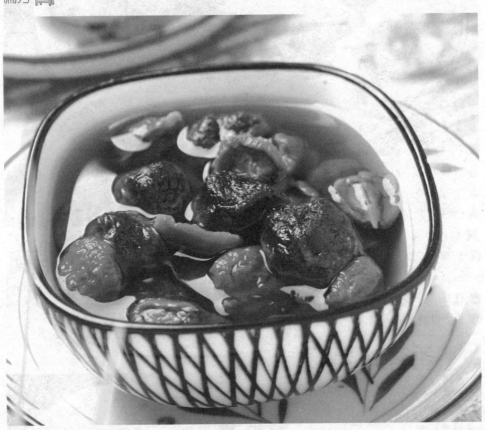

## 山楂乌梅糖水

🔺 原料 山楂100克，乌梅100克。

🔺 调料 蜂蜜100克。

✄ 制作步骤

❶ 山楂、乌梅清洗干净，待用。

❷ 锅中倒入适量清水，煮开后放入山楂和乌梅，改用慢火煮约20分钟。

❸ 熄火后加入蜂蜜即可。

功效 此方适合慢性胆囊炎，湿郁型。症见右胁时痛，时发时止，饮食欠佳，食后脘微胀，时恶心欲吐，小便短少者。

细说妙方 山楂具有消积化滞、收敛止痢、活血化瘀等功效。乌梅有消食健胃、活血化瘀、收敛止痢之功能。

偏方 ②

# 清火粥

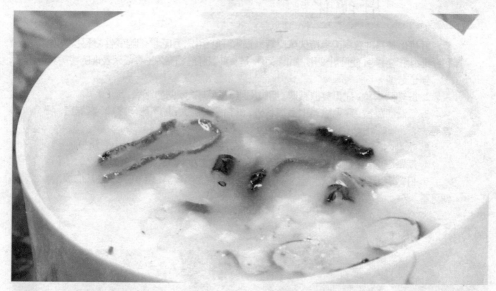

🔺原料 龙胆草、黄芩、栀子各3克，泽泻、柴胡各5克，车前子15克，木通、当归尾各10克，生地黄20克，甘草6克，大米150克。

🔺调料 白糖2大匙。

✖制作步骤

❶ 将以上材料泡制后，放入砂锅内，加水500克，煎煮25分钟，停火，过滤，去渣，留汁液。

❷ 将大米淘洗干净，去泥沙，放入锅内，加入汁液，另加清水500克，置旺火上烧沸，再用小火煮35分钟，加入白糖即成。每日1次，正餐食用。

功效 此方适合急性胆囊炎，脓毒型。症见右上腹有持续性剧痛，多可触及肿大之胆囊，高热不退，或寒热往来，可出现黄疸。

# 蒲公英粥

🔺原料 蒲公英60克，金银花30克，粳米50～100克。

🔺调料 精盐、味精各1/2小匙。

✖制作步骤

❶ 用清水煎蒲公英、金银花，去渣取汁。

❷ 将粳米100克用水洗净，加入清水浸泡30分钟。

❸ 锅坐火上，加入鲜汤、粳米煮沸，转小火煮约1小时至米粒软烂黏稠即可。再加入煎汁同煮。每日2次，温热服食。

偏方 ③

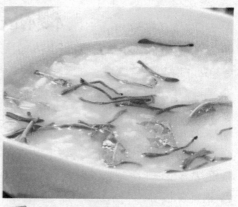

功效 此方适合慢性胆囊炎恢复期，急性、亚急性胆囊炎之辅助治疗。

# 肝硬化

肝硬化是各种致病因素持久或反复地损害肝脏组织，引起肝细胞变性、坏死、再生和纤维组织增生等，使肝脏变形，质地变硬，是一种以肝脏损害为主要临床表现的疾病。

辨证分型

1. 肝郁脾虚型：症见食欲减退，胸腹闷胀，暖气不舒，两胁胀痛。

2. 气滞血瘀型：症见除消化道症状外，尚有肝脾肿大，胁下胀闷疼痛，蜘蛛痣，肝掌等。

3. 水湿内阻型：症见腹膨如鼓，按之坚慢，脘闷纳呆，恶心呕吐，小便短少。

4. 脾肾阳虚型：症见水湿内阻，面色萎黄或白，畏寒肢冷，神倦便溏。

5. 肝肾阴虚型：症见除水湿内阻的症状外，尚有面色黧黑，唇干口燥，潮热心烦，鼻衄牙宣。

偏方 1

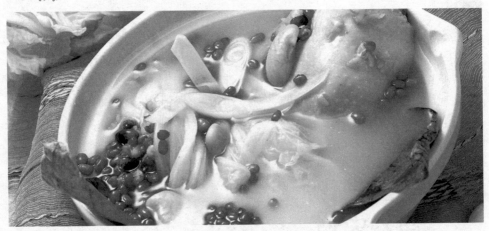

## 樱桃谷鸭汤

🔸原料 樱桃谷鸭500克，绿豆、赤小豆、雪豆各30克，白菜100克。

🔸调料 葱段10克，姜片5克，精盐适量，料酒1大匙。

✂制作步骤

❶ 白菜洗净，切成块；樱桃谷鸭去除内脏和杂质，洗涤整理干净，剁成大块。

❷ 锅置火上，加入清水烧沸，下入鸭肉块焯烫一下以去除血水，捞出沥水。

❸ 将绿豆、赤小豆、雪豆洗净，去杂质，用清水浸泡后，再入清水锅中煮滚，捞出。

❹ 煲内加入清水煲滚，下入葱段、姜片、料酒、鸭肉块、绿豆、赤小豆、雪豆、白菜块烧沸，再烹入料酒，转小火煲2小时，加入精盐调味即可。

> 细说妙方　赤小豆、雪豆有"津津液、利小便、消胀、除肿、止吐"的功能。

偏方 2

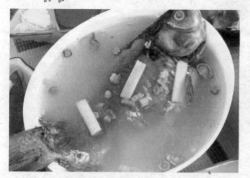

# 黄芪鲫鱼汤

🔺原料 鲫鱼1条(约200克)。

🔺调料 黄芪30克, 生姜2片, 精盐适量, 玉米油少许。

✄ 制作步骤

❶ 黄芪洗净; 鲫鱼宰杀后去鳞、去鳃、除内脏, 洗涤整理干净。

❷ 将黄芪放入锅内, 加入3碗清水煮剩约半碗, 再加水重复煮2次, 取黄芪汤待用。

❸ 将黄芪汤、鲫鱼、姜片放入炖盅内, 采用隔水炖的方法炖制1小时, 再加入精盐调好口味, 淋入玉米油即成。

偏方 3

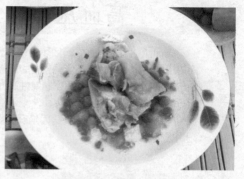

# 绿豆老鸭汤

🔺原料 绿豆120克, 土茯苓24克, 老鸭1只。

🔺调料 生姜数片, 精盐适量, 料酒2小匙。

✄ 制作步骤

❶ 将老鸭洗涤整理干净, 入沸水锅中, 加入料酒焯烫去腥味, 捞出洗净备用;

❷ 将绿豆用清水泡软, 冲洗干净; 土茯苓洗净待用。

❸ 煲内放入绿豆、老鸭、土茯苓, 再加入5碗清水、姜片烧沸, 煲约4小时, 加入精盐调味即可。

# 冬瓜莲豆煲鲫鱼汤

🔺原料 鲫鱼350克, 鸡肉250克, 冬瓜1000克, 莲子、眉豆各50克。

🔺调料 生姜2片, 精盐适量, 米醋1小匙。

✄ 制作步骤

❶ 鲫鱼宰杀干净, 去其鳞、鳃、内脏, 用油锅加醋慢火煎至微黄后置于纱布袋内; 鸡肉用热水洗净, 斩成大块。

❷ 冬瓜洗净, 连皮切成大块; 莲子、眉豆淘洗干净, 莲子去心; 待用。

❸ 将3000克(约12碗)清水倒进洗净的煲内, 将煲置于炉上。

偏方 4

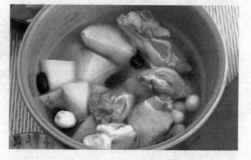

❹ 将煲内水烧沸后, 把所有用料全部倒进煲内煲之。

❺ 先用大火煲半小时, 再用中火煲1小时, 后用小火煲1.5小时, 加入香油、精盐调味即可。

# 高血压

高血压可分为原发性高血压和继发性高血压两大类。原发性高血压是以血压升高为主要临床表现伴或不伴有多种心血管危险因素的综合征，通常简称为高血压，约占总高血压患者的95%以上。继发性高血压是指由某些确定的疾病或病因引起的血压升高，约占所有高血压的5%。

中医认为高血压的主要病因是肝阴虚、肝阳上亢，或久病之后阴损及阳，导致阴阳两虚或肾阳不足。

偏方 1

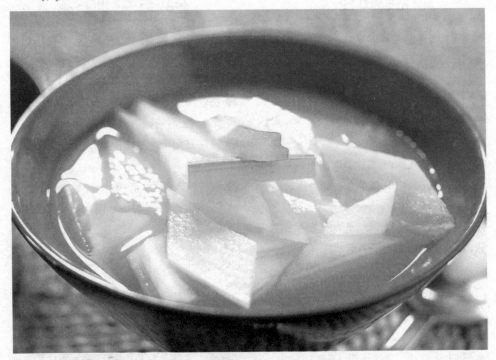

## 荸荠芹菜降压汤

🔺原料 芹菜3棵，西红柿2个，紫菜20克，荸荠5个，洋葱1/2个。

🔺调料 精盐、鸡精各1/2小匙。

🎀制作步骤

❶ 将芹菜择洗干净，切5厘米长的段；荸荠削皮、洗净；紫菜用温水浸泡，洗净，撕成小块；西红柿洗净，切成片；洋葱去皮、洗净，切细丝备用。

❷ 炒锅内注入适量清水，放入全部原料，用武火烧开，再加入精盐、鸡精，用文火煮1小时即成。

功效 此方适合各型高血压。本方治疗高血压可收到立竿见影的效果，其中蒜头有降低胆固醇，降低血压的功能。

偏方 2

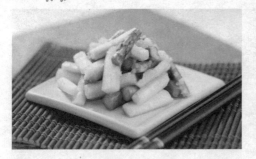

# 蒜香芦笋

🔺原料 嫩芦笋400克。

🔺调料 蒜5瓣，香油1小匙，精盐2小匙，植物油1小匙，白糖1小匙，味精1/2小匙。

✂ 制作步骤

❶ 把芦笋削去老皮，洗净，沥去水，切成4厘米长的段；蒜剁成细末。

❷ 锅里放入清水，加入精盐、植物油，烧开，下入芦笋段，用大火烧开，焯约5分钟，至熟透捞出，放入冷水中浸泡2分钟左右，凉透捞出，沥去水。

❸ 把焯熟的芦笋段放入大瓷碗中，加入蒜末、精盐、味精、白糖，淋入香油，拌匀即可。

偏方 3

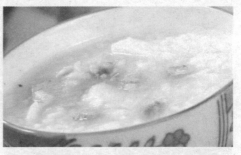

# 丹参山药葛根粥

🔺原料 丹参10克，山药20克，葛根30克，大米100克。

🔺调料 白糖2大匙。

✂ 制作步骤

❶ 将山药放清水浸泡一夜，切3厘米见方的片；丹参洗净切片；葛根用水润透，切成薄片；大米淘洗干净。

❷ 将大米、葛根、丹参、山药同放铝锅内，加水800克，置旺火上烧沸，加入白糖搅匀，再用小火煮35分钟出锅即成。

功效 此方适合高血压病，阴虚型。症见腰膝酸软，五心烦热，心悸失眠。

# 海带焖木耳

🔺原料 水发海带250克，油豆腐100克，干木耳30克。

🔺调料 料酒1大匙，酱油1大匙，味精2/5小匙，生姜1小匙，葱白2小匙，香醋2小匙，白糖2小匙，香油1小匙，胡椒粉2/5小匙，植物油30克。

✂ 制作步骤

❶ 海带洗净，去梗，切块，焯水捞起。

❶ 黑木耳水发后洗净；葱白切段，姜拍松；油豆腐切成4厘米见方的块。

❷ 煸生姜、葱段，倒入海带、木耳、豆腐，加料酒、酱油、白糖、香醋及适量水，烧10余分

偏方 4

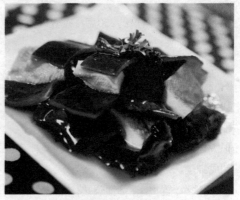

钟，调入味精颠翻装盘，淋香油，撒胡椒粉，即成。

偏方 5

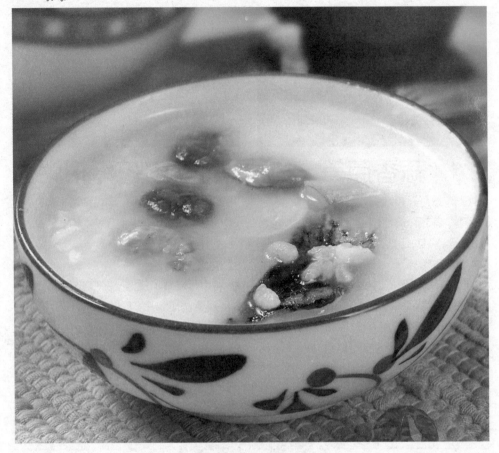

# 鲫鱼大蒜粥

🥢 **原料** 鲫鱼1尾(重约250克)，蚕豆90克，大蒜30克，粳米150克。

🥢 **调料** 生姜1块，精盐、味精各1/2小匙。

✂ **制作步骤**

❶ 鲫鱼去鳞、鳃及内脏，清水洗净，沥干水。

❷ 将蚕豆、粳米先拣去杂质，再淘洗干净。把大蒜、生姜用水洗净，大蒜切成小段，生姜切成细丝。

❸ 锅洗净，置火上，倒油烧热，放入鲫鱼，煎香铲起，装入盘内。

❹ 把全部用料一齐放入砂锅内，旺火煮沸后，小火煮1小时，再放入大蒜煮10分钟，调入精盐、味精拌匀即可。

**功效** 此方适合各型高血压。

**细说妙方** 鲫鱼和中补虚，除湿利水，补虚羸，温胃进食，温中下气，具有强力杀菌、排毒清肠、降低血糖、预防感冒等功。蚕豆可补中益气，健脾益胃，清热利湿，止血降压，涩精止带。

# 荸荠冬瓜汤

偏方 6

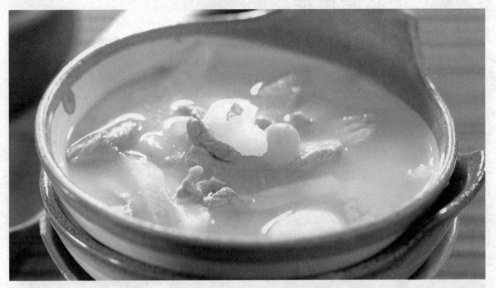

⬥原料 荸荠12个, 黄豆80克, 冬瓜750克, 白果40克, 猪瘦肉160克。

⬥调料 姜片10克, 精盐适量。

✂ 制作步骤

❶ 将荸荠去皮、洗净; 黄豆挑去杂质, 洗净; 冬瓜去皮、洗净, 切成片。

❷ 白果去壳, 用沸水浸泡片刻, 去外衣和心;

猪瘦肉洗净, 切成片, 用沸水焯烫, 捞出沥干。

❸ 锅中加入适量清水烧开, 下入荸荠、黄豆、冬瓜、白果、猪瘦肉煮沸, 再转小火煲约2小时, 然后加入精盐调味, 即可出锅装碗。

功效 此方适合高血压病, 痰湿壅盛型。症见眩晕头痛, 头重, 胸闷, 心悸, 呕恶痰涎, 苔白腻, 脉滑。

---

# 木耳炒豆腐

⬥原料 水发木耳50克, 南豆腐350克。

⬥调料 葱末、姜末、蒜末各5克, 精盐、鸡精各少许, 酱油1小匙, 鲜汤适量, 植物油2大匙。

✂ 制作步骤

❶ 豆腐上笼蒸透, 切成2厘米见方的块; 木耳择洗干净, 撕成小片。

❷ 锅中加油烧至六成热, 放入豆腐块下入煎至两面金黄, 再放入葱末、姜末、蒜末略炒一下。

❸ 然后放入木耳, 加入鲜汤、酱油、精盐、鸡精调好口味, 出锅装盘即可。

偏方 7

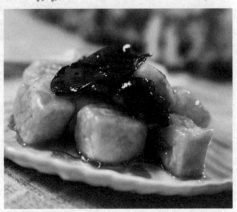

功效 此方适合各型高血压。

# 高脂血症

高脂血症是指血浆中的胆固醇、甘油三酯、磷脂和未脂化的脂酸等血脂成分过多的一种疾病。

中医认为高脂血症属"痰湿"、"湿阻"、"血瘀"范畴，而该病的基本病理变化是本虚标实。本虚是肝、脾、肾气虚，标实为痰浊、血瘀。

偏方 1

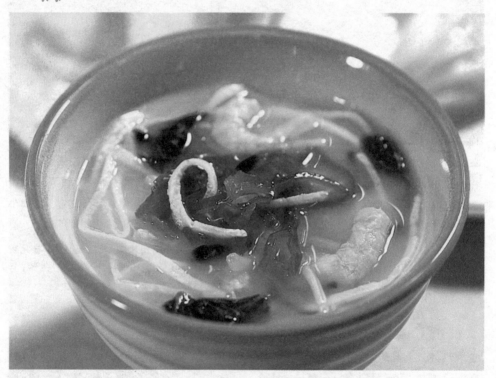

## 木耳银芽海米粥

🔺**原料** 稀粥1碗，海米、菠菜、木耳、银芽各适量，鸡蛋1个，姜末少许。

🔺**调料** 高汤1/2杯，味精、精盐各1/4小匙。

🎀**制作步骤**

❶ 鸡蛋摊成蛋皮，切丝；木耳用冷水泡发回软，择洗干净；银芽、菠菜分别洗净；海米洗净，涨发回软备用。

❷ 锅中下入调料和姜末，上火烧开，再下入稀粥、蛋皮丝、木耳、银芽、海米、菠菜等原料，煮沸离火，出锅装碗即可。

**功效** 此方适合各型高脂血症。

**细说妙方** 海带中含有大量的碘，有防止脂质在动脉壁沉着的作用，能使人体血管内胆固醇含量显著下降，可常食。

偏方 2

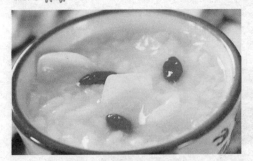

# 百合萝卜粥

🍲 原料 大米100克，白萝卜50克，百合20克。

🍲 调料 冰糖少许。

✂ 制作步骤

❶ 将大米淘洗干净，用清水浸泡1小时；百合去黑根，洗净，放入清水中浸泡12小时；白萝卜去皮，洗净，切成3厘米见方的薄片。

❷ 铝锅上火，加入适量清水，先放入大米、白萝卜、百合旺火烧沸，再转小火熬煮35分钟，即可装碗上桌。

功效 此方适合各型高脂血症、肥胖症。

偏方 3

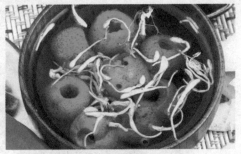

# 银花山楂汤

🍲 原料 银花30克，山楂10克。

🍲 调料 蜂蜜20克。

✂ 制作步骤

❶ 将山楂去核，洗净；银花用清水冲洗干净备用。

❷ 将银花、山楂放入砂锅内，加入4碗清水煎至2碗，去渣取汁，再加入蜂蜜拌匀即可。

功效 此方适合高脂血症、肥胖症、高血压病，瘀热型。症见胸胁刺痛，头晕咽干，心烦。方中山楂能促进消化，尤长于消化油腻肉食积滞，并兼入血分而有活血化瘀散肿之效。配以银花清热平肝，助山楂之效。

# 山楂牛蒡瘦身煲

🍲 原料 山楂25克，牛蒡600克，魔芋卷240克，胡萝卜1根。

🍲 调料 精盐适量。

✂ 制作步骤

❶ 将山楂洗净；牛蒡削皮、洗净，切滚刀块，浸入盐水中；胡萝卜削皮、洗净，切滚刀块。

❷ 将所有材料放入砂锅中，再加入6杯清水置旺火上煮沸，然后转小火炖至牛蒡熟软，加入精盐调味即可。

功效 此方适合高脂血症，气滞血瘀型。症见头晕头痛，胸胁胀满。

偏方 4

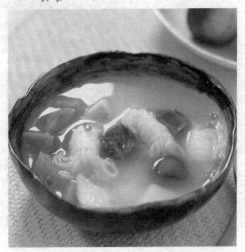

偏方 5

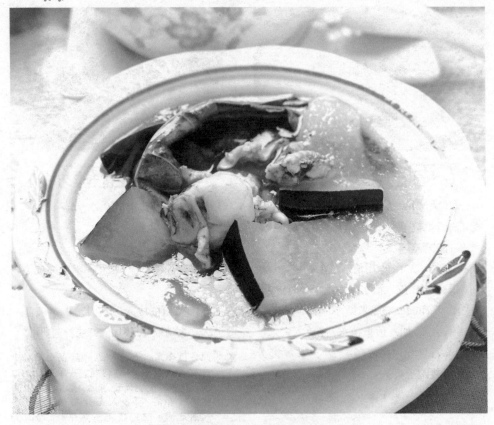

# 冬瓜薏米田鸡汤

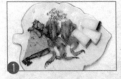
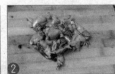
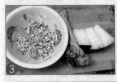
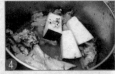

🥄 **原料** 田鸡500克, 冬瓜500克, 薏米50克, 荷叶30克。

🥄 **调料** 精盐适量。

✂ **制作步骤**

❶ 田鸡去头、皮、内脏, 洗净斩件。

❷ 冬瓜洗净, 连皮切成块状; 薏米、荷叶分别浸泡1小时, 洗净。

❸ 将适量清水放入煲内, 煮沸后加入以上材料, 猛火煲滚后改用慢火煲2小时, 加盐调味即可。

细说妙方　薏米有健脾利水、利湿除痹、清热排脓、清利湿热之功效。荷叶具有消暑利湿, 健脾升阳, 散瘀止血的功效。

功效　此方适合高脂血症、肥胖症, 气滞血瘀型。症见肥胖, 胸胁胀满或刺痛, 唇黯, 舌紫黯有瘀点。

偏方 6

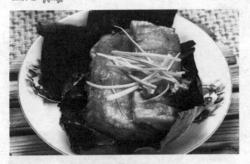

# 粉蒸豆腐

🔻原料 豆腐500克，楂粉、荷叶各适量。

🔻调料 精盐、味精、白糖、酱油、高汤植物油各适量。

🎀 制作步骤

❶ 将豆腐切成厚长片，入油锅炸成金黄色，捞出沥油，再放入锅中，加入调料烧至入味，捞出拌上楂粉备用。

❷ 将荷叶洗净，入沸水锅中焯水，捞出切成长方片，再分别放入豆腐包成长方块，然后上笼蒸熟，出锅码入盘内即可。

功效 此方适合高脂血症，气滞血瘀型。症见头晕头痛，胸胁胀满。

偏方 7

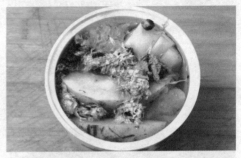

# 雪梨菊花银耳蜜

🔻原料 雪梨200克，银耳20克，菊花10克，蜂蜜20克。

🔻调料 冰糖适量。

🎀 制作步骤

❶ 银耳浸发，洗净撕开；菊花洗净待用；雪梨去核、洗净，切成大块。

❷ 取一炖盅，把雪梨、银耳、菊花、冰糖放入炖盅内，加适量水。

❸ 入锅用中火隔火炖1小时，取出晾凉后加入蜂蜜拌匀便成。

功效 此方适合各型高脂血症。

# 香蕉百合银耳汤

🔻原料 鲜百合120克，银耳25克，香蕉2根，枸杞子5克。

🔻调料 冰糖50克。

🎀 制作步骤

❶ 将银耳放入清水中浸泡2小时，去蒂及杂质，洗净后撕成小朵，再放入碗中，加入适量清水，入蒸锅蒸30分钟，取出备用。

❷ 将鲜百合去除黑根、洗净，掰成小瓣；香蕉去皮，切成0.5厘米厚的片待用。

❸ 将银耳、百合、香蕉放入炖盅内，加冰糖、清水，放入蒸锅蒸30分钟，即可取出。

偏方 8

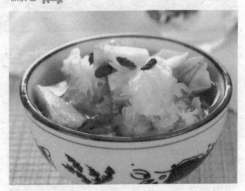

功效 此方适合高脂血症、肥胖症、高血压病，湿盛型。症见身体肥胖，素有痰饮，血脂血压偏高，尿量较少，时有水肿。

# 肩周炎

肩周炎又称"五十肩"，易发于50岁上下的人，以患肩疼痛，关节周围广泛压痛，活动功能障碍，甚则不能外展、上举和内外旋转为主要临床表现。

偏方 **1**

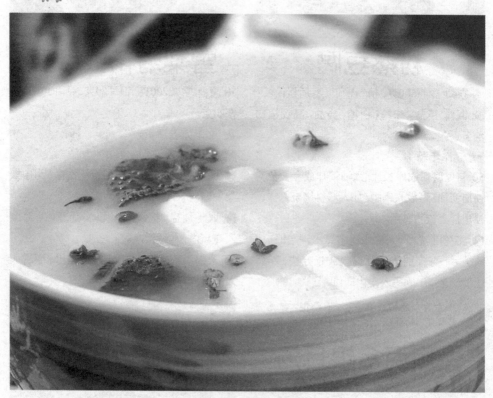

## 雄乌鸡粥

🍲 原料 公乌鸡1只，糯米100克，葱白3根。

🍲 调料 花椒5克、精盐1/2小匙。

✂ 制作步骤

❶ 将公乌鸡宰杀，挖净其血，浇沸清水，除去公乌鸡毛，除去内脏，洗净切块；下入沸水锅内氽烫一下，去其血污及腥味，捞出沥净水，再入锅将其煮烂。

❷ 将糯米用水淘洗干净，葱白洗净切段备用，将糯米及葱段、花椒、精盐共同煮粥，粥熟即成。每日2次，空腹食。

**功效** 此方适合肩周炎，寒湿偏盛型。症见肩关节疼痛剧烈，遇寒冷则加重，遇热痛缓。

**细说妙方** 乌鸡补肝肾，益气血，退虚热。葱白有发汗解热、散寒通阳的功效，对痢疾杆菌、葡萄球菌及皮肤真菌也有一定的抑制作用。

偏方 ②

# 丝瓜粥

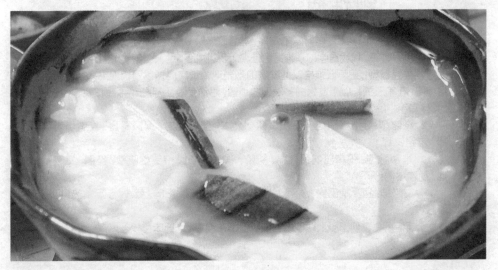

🔺原料 鲜丝瓜1条,粳米50克。

🔺调料 白糖1大匙。

✄ 制作步骤

❶ 将鲜丝瓜去皮和瓤,粳米淘洗干净,备用。

❷ 将粳米放入铝锅内;丝瓜切成长2厘米、厚1厘米的块,放入铝锅内,加水适量,置旺火烧沸,再用小火煮熟成粥,加入白糖即成。

> **功效** 此方适合缓解肩周炎,寒湿偏盛型。症见肩关节疼痛剧烈,遇寒冷则加重,遇热痛缓。

> **细说妙方** 丝瓜有清暑凉血、解毒通便、祛风化痰、润肌美容、通经络、行血脉、下乳汁、调理月经不顺等功效。

---

# 牵牛粥

偏方 ③

🔺原料 牵牛籽粉末1克,粳米50～100克,生姜2片。

🔺调料 葱白2段,精盐1/2小匙。

✄ 制作步骤

❶ 将粳米用水淘洗干净,除去杂质,备用。

❷ 将粳米煮粥,待煮沸后放入牵牛籽粉及生姜,葱白煮成稀饭加精盐即成。每日服食1次。

> **功效** 此方适合肩周炎,寒湿偏盛型。有效缓解肩关节疼痛剧烈,遇寒冷则加重,遇热痛缓等症状。

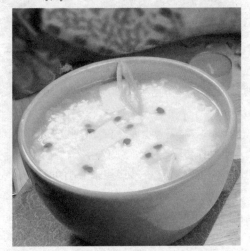

# 颈椎病

颈椎病是指以头颈、肩臂麻木疼痛，甚者肢体酸软无力、大小便失禁、瘫痪等为主要症状的疾病。现代医学的颈椎综合征、颈动脉供血不足、颈椎骨质增生等可。

1. 神经根型：在第五颈椎以上发病的多表现为颈肩疼痛或颈枕部疼痛及枕部感觉障碍；在第五颈椎以下发病的多表现为颈僵，活动受限，一侧或两侧颈、肩、臂放射痛，伴有手指麻木、肢冷、上肢无力等。

2. 脊髓型：上肢或下肢，一侧或两侧麻木、酸软无力、颈颤臂抖，甚者步态笨拙、走路不稳。

3. 椎动脉型：颈肩部或颈枕痛、头晕、恶心、呕吐、位置性眩晕、猝倒、持物坠地、视物不清等。

4. 交感神经型：枕部痛、头沉、头晕、偏头痛、心慌、胸闷、肢冷、手足发热、四肢酸胀等。

5. 混合型：表现出以上两型或两型以上的各种症状。临床比较多见。

**偏方 1**

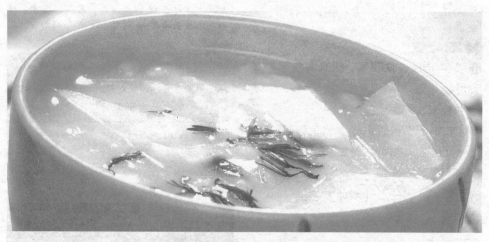

# 山药红花白萝卜粥

🍲 **原料** 红花6克，山药20克，白萝卜50克，大米100克。

🍲 **调料** 葱、姜各少许，白糖2大匙。

✂ **制作步骤**

❶ 将山药浸泡一夜，切3厘米见方的薄片；红花洗净；白萝卜去皮，切3厘米见方的薄片。

❷ 大米用水淘洗干净，除去杂质。

❸ 将大米、白萝卜、红花、山药同放铝锅内，加清水800克，置旺火上烧沸，加姜、葱、白糖适量，再用小火炖煮35分钟即成。

**功效** 此方适合颈椎病，椎动脉型。有效缓解颈肩部或颈枕痛、头晕、恶心、呕吐、位置性眩晕、猝倒、持物坠地、视物不清等。

**细说妙方** 山药具有健脾、补肺、固肾、益精等多种功效。红花有活血通径、散瘀止痛等功效。

偏方 2

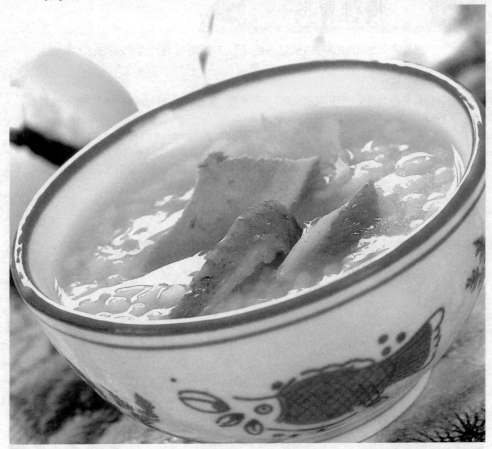

# 鸭子肉粥

🍲 **原料** 糯米300克，鸭肉150克，党参须、当归各10克。

🍲 **调料** 葱末、姜末各15克，精盐、味精各2小匙，胡椒粉少许。

✂ **制作步骤**

❶ 将糯米淘洗干净，再用清水浸泡3小时备用。

❷ 将鸭肉洗净，切成小块，再放入沸水中焯透，捞出冲净，沥干待用。

❸ 铝锅上火，加入适量清水，先放入糯米、鸭肉、党参须、当归，旺火煮至米粒开花，再加入精盐、味精、胡椒粉、葱末、姜末，小火续煮5分钟，即可装碗上桌。

功效 此方适合颈椎病，风寒湿型。症见串痛麻木，恶寒畏风。

细说妙方 党参有补中益气，健脾益肺等功效。当归有补血活血，调经止痛，润肠通便。鸭肉有滋补、养胃、补肾、除痨热骨蒸、消水肿、止热痢、止咳化痰等作用。

# 慢性胃炎

慢性胃炎是指胃黏膜发生炎症改变，日久不愈而来。现代医学分为浅表性胃炎、萎缩性胃炎、肥厚性胃炎。

辨证分型

1. 肝胃气滞型：症见胃脘胀痛，食后尤甚，痛无定处，攻撑连胁，嗳气频作，失气较舒，或恶心呕吐，泛酸，苔薄白，脉沉弦。

2. 胃热阴虚型：症见胃脘疼痛并有烧灼感，痛无定时，但下午或空腹较重，得食较缓，口干而苦，易怒食少，或有吐血，苔黄舌红，脉弦数。

3. 脾胃虚寒型：症见胃脘隐隐作痛，喜食热饮，按之较舒，食则胃胀，或呕吐清涎，面色无华，神疲乏力，肢末不温，舌淡苔白，脉沉细无力。

偏方 **1**

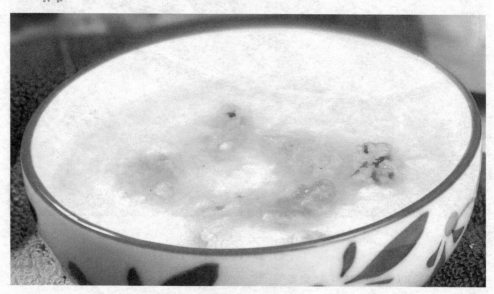

## 核桃粥

🥄 **原料** 大米100克，核桃仁10个。

🥄 **调料** 白糖1大匙，鲜汤1000克。

🎀 **制作步骤**

❶ 将核桃仁用清水冲洗干净，沥去水分，捣成碎粒。

❷ 大米用清水淘洗干净，加入适量清水浸泡30分钟，捞出，沥净水分。

❸ 锅置火上，放入大米，加入鲜汤烧沸，再放入核桃肉碎，转小火煮约1小时至米粒软烂、黏稠时，加入白糖调匀，装碗上桌即成。

**功效** 此方适合慢性胃炎。症见吐酸水较多者。

**细说妙方** 核桃仁补肾温肺，以及补气养血、润燥化痰、温肺润肠、养神、散肿消毒等功能。

# 栗子玉竹龙眼粥

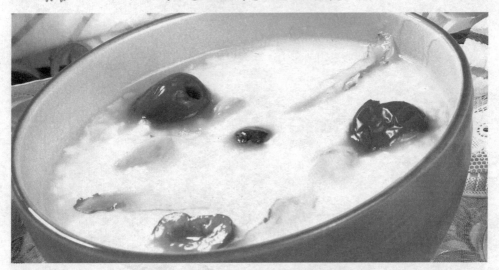

🔺原料 栗子10个, 龙眼肉15克, 玉竹30克, 粳米50克。

🔺调料 白糖20克。

✂ 制作步骤

❶ 将栗子去壳, 切成碎块, 备用。

❷ 将龙眼肉, 玉竹用水冲洗干净, 备用。

❸ 将粳米淘洗干净, 放入铝锅内, 加入栗子、龙眼肉、玉竹, 加水适量, 置旺火上烧沸, 再用小火熬熟, 加入白糖搅匀即成。

功效 此方适合慢性胃炎, 胃热阴虚型。症见胃脘疼痛并有烧灼感, 痛无定时, 但下午或空腹较重, 苔黄舌红, 脉弦数。

细说妙方 栗子有生津止渴、利水的功效; 龙眼有补益心脾、健脾止泻等功效; 玉竹有润肺滋阴、养胃生津的作用。

---

# 苦瓜蜂蜜汁

🔺原料 苦瓜1根, 柠檬1/2个, 蜂蜜50克, 矿泉水200克。

🔺调料 冰块适量。

✂ 制作步骤

❶ 将苦瓜洗净, 切成小块备用。

❷ 将苦瓜、柠檬汁、蜂蜜、矿泉水一同放入果汁机中搅打成汁。

❸ 倒入杯中, 再加入冰块拌匀即可。

功效 此方适合慢性胃炎, 气滞挟湿型。症见胃脘胀痛, 恶心呕吐。

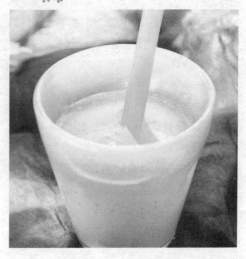

偏方 4

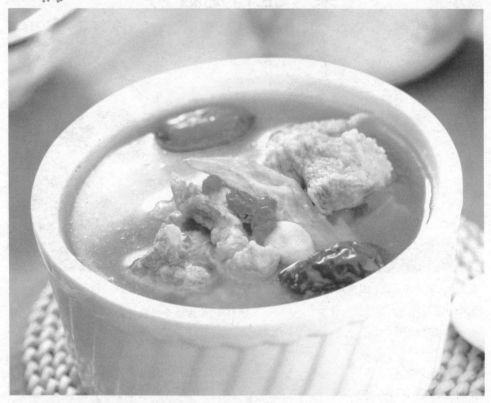

# 银杏大枣煲乳鸽

🥄 **原料** 乳鸽2只，红枣10枚，银杏2个，枸杞子适量。

🥄 **调料** 葱段、姜片各10克，精盐、味精、料酒各1小匙，鸡精1大匙，胡椒粉、植物油各2大匙，香油少许。

🎀 **制作步骤**

❶ 将乳鸽宰杀，剁成长条块，放入清水锅中煮约5分钟，捞出冲净；红枣用温水泡软，去核。

❷ 锅中加入植物油烧热，先下入姜片、葱段炒香，再放入乳鸽块略炒，添入适量清水煮沸。

❸ 然后转小火炖至八分熟，放入银杏、红枣、枸杞子，加入精盐、味精、鸡精、胡椒粉续炖约30分钟，倒入砂锅中，置火上烧25分钟，上桌即可。

**功效** 此方适合慢性胃炎，日久血瘀。症见胃痛日久不愈，痛处固定不移、痛如针刺、拒按。舌质暗淡或有瘀点、脉弦涩。

**细说妙方** 银杏有敛肺平喘、收涩止带、祛痰定喘、收敛除湿功效。乳鸽具有滋补肝肾之作用，可以补气血，托毒排脓功效。枸杞子具有滋补肝肾、益精明目、延缓衰老、抗脂肪肝、调节血脂和血糖、促进造血功能等功效。

偏方 5

# 花香银耳汤

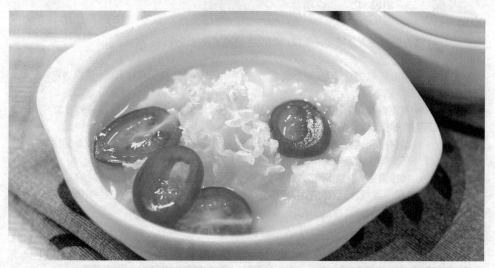

🍲原料 水发银耳150克,鸡肉蓉100克,西红柿25克,茉莉花15朵。

🍲调料 精盐、胡椒粉、香油各少许,高汤250克。

✂ 制作步骤

❶ 银耳洗净,撕成小朵,再用沸水略焯,捞出装碗,然后加入高汤,放入蒸锅中蒸透,取出。

❷ 坐锅点火,加入高汤烧沸,将鸡肉蓉抓成小块,下锅煮至熟烂,再捞出鸡肉蓉,转小火保持汤的温度,加入精盐、胡椒粉煮匀。

❸ 茉莉花洗净,放入汤碗中,冲入鸡汤,盖盖闷一会儿,待花香味出,捞出茉莉花,再加入蒸好的银耳,点缀上番茄片,淋入香油即可。

功效 此方适合慢性胃炎。症见脘腹胀痛,纳谷不香。本方对多种慢性胃炎所致的纳差、脘痞有捷效。

---

# 鲫鱼生姜枣粥

偏方 6

🍲原料 大米100克,鲫鱼1条(约300克),红枣10枚。

🍲调料 葱白、生姜、精盐、味精、料酒、香油各适量。

✂ 制作步骤

❶ 将鲫鱼洗净,去鳞、去鳃、除内脏,冲净,切成小块备用;将生姜去皮,葱白去老叶,分别洗净,生姜切成末,葱白切成小段待用;将大米淘洗干净;红枣去核,用清水洗净备用。

❷ 将鲫鱼放入锅中,加入清水、料酒、葱段、生姜末、精盐,待煮至鱼肉熟烂时,用汤筛过

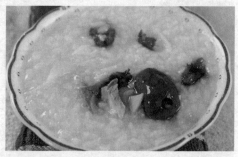

滤鱼汤,去刺、留汁待用。

❸ 将鱼汤及鱼肉倒入锅中,加入大米、红枣、清水,用旺火煮沸,再用小火继续煮至米粒开花,然后加香油、味精调匀,即可出锅装碗。

## 慢性腰痛

慢性腰痛主要指腰部一侧或两侧以疼痛为主要临床表现的疾病。

辨证分型

1. 寒湿腰痛：症见腰部冷痛重着，转不利，舌苔白腻，兼见身体沉重，腰痛遇寒冷加剧，静卧痛不减。

2. 湿热腰痛：症见腰部弛痛，痛处伴有热感，舌苔黄腻，兼见口苦，烦热，小便短赤，腰痛遇热天雨天加重，活动后减轻。

3. 血瘀腰痛：症见腰痛如刺，痛处拒按，日轻夜重，舌质紫暗或有瘀斑，兼见腰痛轻者，俯仰不便，重者不能转侧。

4. 肾虚腰痛：症见下腰部疼痛酸软，神疲乏力，遇劳尤甚，卧则减轻，喜按。偏阳虚者，兼见少腹拘急，面色白，手足不温，舌淡。偏阴虚者，兼见心烦失眠，口燥咽干，面色潮红，手足心热，舌红少苔。

偏方 1

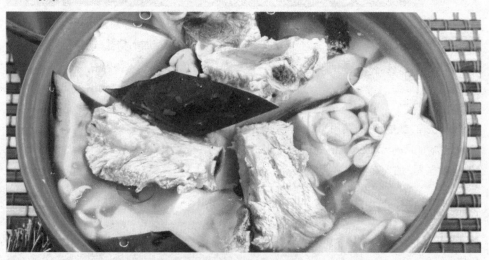

# 豆腐黄瓜排骨汤

🥄 原料 黄瓜1根，豆腐2块，黄豆50克，排骨600克。

🥄 调料 陈皮1块，精盐少许。

✂ 制作步骤

❶ 将黄瓜洗净，一切两半，去除瓜瓤，切成象眼块；排骨洗净，剁成长条块；豆腐漂洗干净，切成小块；黄豆去掉杂质，与陈皮用清水浸透，洗净备用。

❷ 砂锅内加入清水，用猛火煲至水滚，再放入黄瓜、豆腐、黄豆、排骨、陈皮煮沸，然后转中火煲至黄豆熟烂，加入精盐调味即可。

> 细说妙方
> 黄瓜有清热利水，解毒消肿，生津止渴功效。黄豆能健脾利湿，益血补虚，解毒。排骨具有滋阴壮阳、益精补血的功效。

偏方 2

# 大枣桂芪粥

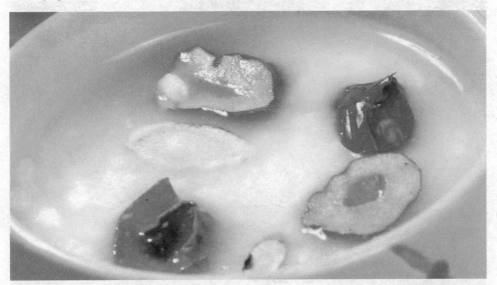

🍲 **原料** 大枣10枚，桂枝10克，黄芪10克，桂圆肉10克，粳米100克。

🍲 **调料** 白糖1大匙。

🎀 **制作步骤**

❶ 把大枣去核，洗净；桂圆肉、桂枝分别洗净；黄芪洗净，切片；粳米淘洗干净。

❷ 把大枣、桂枝、黄芪放入炖锅内，加清水100克，用中火烧沸，小火煮25分钟，冷却，滤去残渣，留汁待用。

❸ 把汁液、桂圆肉同粳米放入电饭煲内，加入适量清水，如常规煲粥即成。每日早餐食用1次。每次酌加白糖食粥50克。

功效 此方适合寒湿腰痛。症见腰冷痛重着，转侧不利，逐渐加重。

---

# 枸杞子猪肾粥

🍲 **原料** 枸杞子12克，猪肾1只，大米100克。

🍲 **调料** 精盐1/2小匙。

🎀 **制作步骤**

❶ 把枸杞子洗净，去杂质；猪肾洗净，一切两半，去腰臊，剁小颗粒；入沸水锅中烫一下，除去血污及腥味，备用。

❷ 将大米用清水反复淘洗干净。

❸ 把大米、猪腰粒、枸杞子放入砂锅内，加水800克及精盐少许。

❹ 把锅置旺火上烧沸，再用小火煮45分钟即成。食法：每日1次，每次食粥50克。

偏方 3

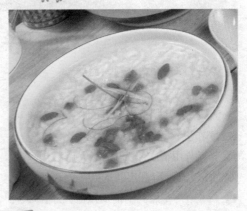

功效 此方适合寒湿肾虚腰痛。症见腰冷痛重着，转侧不利，逐渐加重。

偏方 4

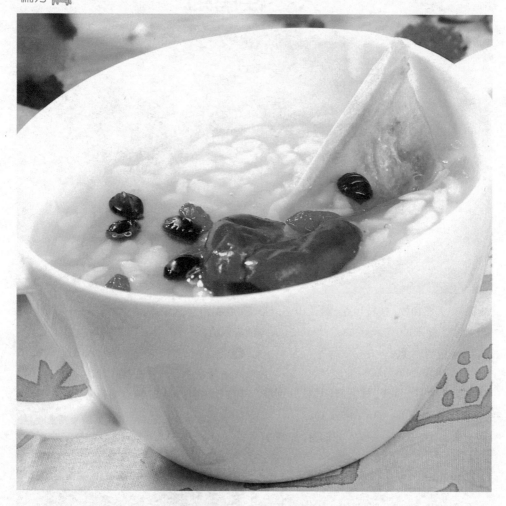

# 枸杞子羊骨粥

🥢 **原料** 羊骨250克，大米100克，黑豆30克，枸杞子15克，大枣10枚。

🥢 **调料** 精盐、胡椒粉各适量。

🎀 **制作步骤**

❶ 将羊骨用清水冲洗干净，敲碎，再放入沸水锅内焯烫一下，捞出沥水。

❷ 将枸杞子、黑豆用清水浸泡，洗净；大枣去掉果核，用清水洗净。

❸ 大米淘洗干净，放入砂锅内，加入清水、

羊骨、枸杞子、黑豆和大枣烧沸，转小火煮至粥熟，加入精盐和胡椒粉调味，出锅装碗即可。

| **功效** | 此方适合慢性腰痛，肾阴虚型。症见腰膝酸软，心烦失眠，口干咽燥。 |

> **细说妙方**　羊骨补肾壮骨，温中止泻。黑豆有解表清热、养血平肝、补肾壮阴、补虚黑发之功效。

# 木瓜米粥

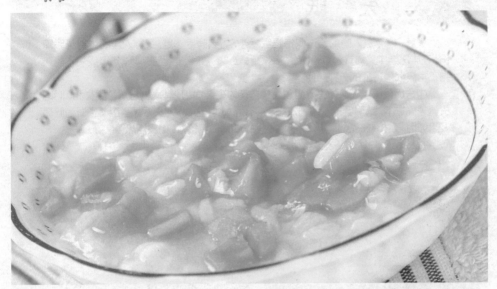

- 🍲 原料 大米150克，木瓜1个。
- 🍲 调料 白糖100克。
- ✂ 制作步骤

❶ 将木瓜冲洗干净，加入清水浸泡，入笼蒸熟，趁热切碎；大米淘洗干净。

❷ 锅置火上，加入适量清水，先放入木瓜和大米用旺火煮沸，再改用小火煮至粥熟，然后撒入白糖调匀，即可盛出。

功效 此方适合风湿腰痛。症见腰部疼痛，重着。

细说妙方　木瓜具有消食，驱虫，清热，祛风的功效。

---

# 鸦胆山药粥

- 🍲 原料 干山药片30克，三七6克，鸦胆子10粒，粳米100克。
- 🍲 调料 精盐1小匙。
- ✂ 制作步骤

❶ 将干山药片切碎，研粉，用凉开水调和成山药粉浆；三七粉碎，研成细末；鸦胆子去皮，待用。

❷ 将山药粉浆、三七细末、鸦胆子放入小铝锅内，加水适量，置旺火上烧沸。

❸ 将粳米淘洗干净，放入山药粉浆锅内，加少许精盐，再用小火熬煮成粥即成。

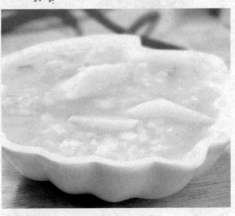

功效 此方适合扭伤腰痛。

# 失 眠

失眠，指无法入睡或无法保持睡眠状态，导致睡眠不足，又称入睡和维持睡眠障碍，在中医学中又称其为"不寐"、"不得眠"、"不得卧"、"目不瞑"，是以经常不能获得正常睡眠为特征的一种病症。

中医历代医学家认为失眠是以七情内伤为主要病因，其病机总属营卫失和、阴阳失调为病之本，或阴虚不能纳阳，或阳盛不得入阴。因此，对失眠患者应着重调治脏腑及气血阴阳，如补益心肺、滋阴降火、疏肝养血、益气镇惊、化痰清热等。

偏方 1

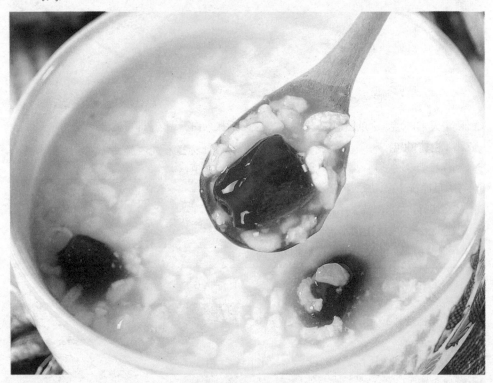

## 酸枣仁粥

☘原料 大米150克，酸枣仁30克。

✂制作步骤

❶ 将大米淘洗干净；酸枣仁炒香，倒入沸水锅中，煎煮后过滤取汁备用。

❷ 锅置火上，放入适量清水，先下入大米煮至半熟，再加入酸枣仁汤，继续煮至粥熟即成。

功效 此方适合心神不宁。症见易受惊恐，心悸不宁，坐卧不安。

细说妙方 方中酸枣仁养心安神，对心气不足而致的虚烦不眠效果甚佳。

偏方 2

# 银耳竹荪汤

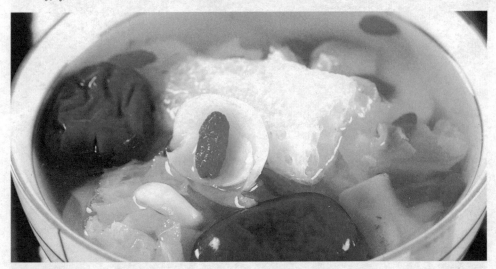

⛰原料 竹荪150克，银耳30克，莲子10粒，枸杞子15粒，红枣10枚，百合10片。

⛰调料 冰糖2小匙。

🎀制作步骤

❶ 将竹荪放入淡盐水中浸泡20分钟，捞出后剪成小段，再放入沸水中焯烫一下，捞出沥干。

❷ 将银耳放入清水中浸泡6小时，捞出后去蒂，洗净，撕成小朵。

❸ 将莲子、枸杞子、红枣、百合分别洗净，放入电锅内锅中，再加入银耳、竹荪及适量清水，然后在外锅中加水，炖煮至开关跳起，再放入冰糖，外锅中续加少许清水，煮至开关再次跳起即可。

功效 此方适合失眠。症见健忘、心悸等。

---

# 雪梨菊花羹

偏方 3

⛰原料 菊花5朵，雪梨2个，枸杞子10克，清水1000克。

⛰调料 冰糖50克。

🎀制作步骤

❶ 将雪梨洗净，去皮及核，切成小块备用。

❷ 将除冰糖外的原料一同放入锅中用大火烧开，再转小火炖10分钟。

❸ 最后加入冰糖，关火晾凉，出锅装碗即可。

功效 此方适合郁闷所致失眠，症见胸闷不舒、感情脆弱、善叹息、失眠、食欲差、便秘、舌暗、脉细涩。

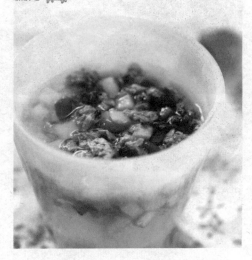

偏方 4

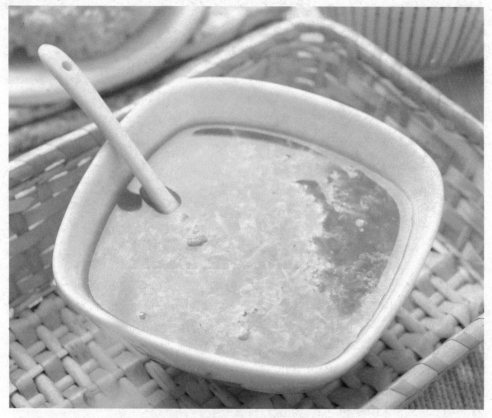

# 阿胶鸡蛋汤

🥢 **原料** 鸡蛋1只，阿胶30克。

🥢 **调料** 冰糖适量。

✂ **制作步骤**

❶ 煲内注入适量清水煮沸，放入阿胶、冰糖。

❷ 用中火煮至阿胶、冰糖完全溶化。

❸ 打入鸡蛋，将鸡蛋搅成蛋花状，煮10分钟即可。

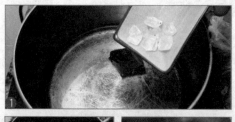

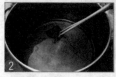

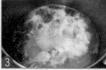

**功效** 此方适合失眠，症兼见头晕耳鸣、腰酸梦遗、五心烦热、心悸不安。

**细说妙方** 阿胶具有补血、止血、滋阴、润燥、养血、安胎的功效。鸡蛋滋阴润燥，补心宁神，养血安胎，解毒止痒。

偏方 5

# 茯苓五味粥

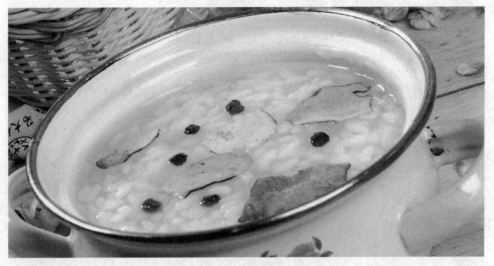

**原料** 茯苓10克，五味子6克，粳米100克。

**调料** 高汤4杯，精盐1/2小匙，味精1/3小匙。

**✖ 制作步骤**

❶ 把粳米淘洗干净，茯苓打成细粉，五味子洗净，待用。

❷ 把粳米放入电饭煲内，加入茯苓粉、五味子及高汤4杯，如常规煮熟即成，食用可酌加味精。

❸ 每日1次，每次食粥1/2。

**功效** 此方适合失眠，心胆气虚型。症见胆怯心悸，倦怠乏力。

**细说妙方** 五味子具有益气、滋肾、敛肺、生津、益智、安神之功效。茯苓具有渗湿利水，健脾和胃，宁心安神的功效。

---

# 黄瓜拌猪心

**原料** 生猪心400克，黄瓜100克，红辣椒圈少许。

**调料** 蒜泥12克，姜片10克，酱油2大匙，料酒、米醋各1大匙，辣椒油2小匙，香油1小匙。

**✖ 制作步骤**

❶ 将生猪心剔去筋膜、油脂，剖成两半，用清水洗净污血，沥去水分；黄瓜切成小块。

❷ 取一干净的不锈钢锅，加入适量清水烧开，放入料酒、姜片、猪心，用旺火烧开。

❸ 撇去浮沫，转中火煮约30分钟，用筷子能叉透表示已熟，捞出冲凉、沥水，切成片；将

偏方 6

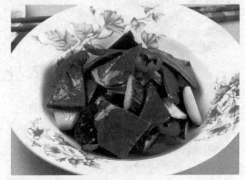

黄瓜、熟猪心片放入盆中。

❹ 加入红辣椒圈、酱油、米醋、香油、辣椒油、蒜泥调拌至均匀入味，装盘上桌即成。

## 糖尿病

糖尿病是一组以慢性血葡萄糖（简称血糖）水平增高为特征的代谢性疾病，是由于胰岛分泌和（或）作用缺陷所引起的。典型的临床症状为多尿、多饮、多食、消瘦等表现，即"三多一少"症状。

在中医学中糖尿病属"消渴病"的范畴。病因病机是"久病入络"，即消渴病久治不愈，伤阴耗气，痰热郁瘀互结，阻于络脉，形成微型症瘕。

偏方 1

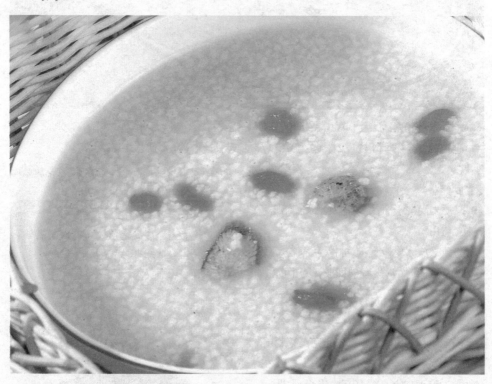

# 枸杞子牛膝小米粥

🔺原料 枸杞子15克，牛膝15克，小米100克。

✂ 制作步骤

❶ 将枸杞子洗净，去杂质，用清水浸泡至软；牛膝洗净，润透，切3厘米长的段；待用。

❷ 小米用清水反复淘洗干净，除去其杂质、泥沙，备用。

❸ 将小米、枸杞子、牛膝放入炖锅内，加清水800克，置旺火烧沸，用小火煮30分钟即成。

功效 此方适合糖尿病。症见多食、多饮，形体消瘦，乏力，脉虚。

细说妙方 牛膝补肝肾，强筋骨，逐瘀通经，引血下行。小米有和中、益肾、除热、解毒之功效。

偏方 2

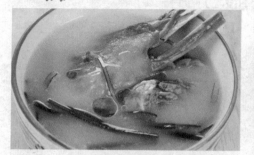

# 海带鸭汤

🔺原料 白条鸭500克，海带200克。

🔺调料 葱段10克，姜片5克，精盐1大匙，味精、胡椒粉各1小匙，料酒2小匙，植物油75克，鲜汤1000克。

✂ 制作步骤

❶ 将海带漂洗干净，切成细丝；白条鸭洗净，沥去水分，剁成长条块。

❷ 坐锅点火，加入植物油烧热，先放入鸭条块煸炒出油，再下入姜片、葱段炒香，烹入料酒。

❸ 然后添入鲜汤，放入海带丝、精盐炖约1小时，最后加入味精、胡椒粉调匀，即可出锅装碗。

偏方 3

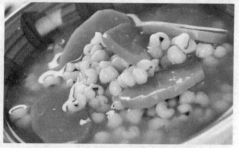

# 薏米南瓜粥

🔺原料 薏米100克，南瓜300克。

🔺调料 冰糖适量。

✂ 制作步骤

❶ 将薏米洗净，放入清水中浸泡1小时；南瓜洗净，去皮、去瓤，切成小片。

❷ 坐锅点火，加入适量清水烧开，先下入薏米煮约1小时。

❸ 再放入南瓜片续煮15分钟，待南瓜软烂后加入冰糖煮至溶化，即可装碗上桌。

功效 此方适合糖尿病，上消肺热津伤型。症见烦渴多饮，尿频量多。

---

# 苦瓜猪瘦肉汤

🔺原料 鲜苦瓜150克，猪瘦肉60克。

🔺调料 精盐适量。

✂ 制作步骤

❶ 将苦瓜去核、洗净，切成象眼块备用。

❷ 将猪瘦肉洗净，切成片，入沸水锅中焯烫去血污，捞出待用。

❸ 锅中放入苦瓜块、猪肉片，加入清水12杯，用武火煲20分钟，再用文火慢煲2小时，然后加入精盐调味即可。

功效 此方适合糖尿病，上中消症状明显者。症见烦渴多饮，尿频量多，多食易饥。

偏方 4

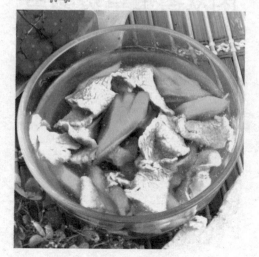

偏方 5

# 生姜莱菔子粥

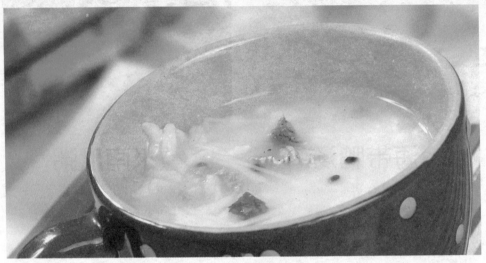

⬧原料 莱菔子30克, 鸡内金适量, 大米100克, 生姜10克。

⬧调料 精盐1/3小匙。

🎀制作步骤

❶ 将生姜洗净切片; 莱菔子炒香共放铝锅内, 加水适量, 用火煮25分钟, 停火, 取汁液。

❷ 大米淘洗干净, 放入铝锅内, 加入汁液和清水, 置旺火上烧沸, 再用小火煮30分钟, 粥将熟时加入鸡内金适量, 加入精盐, 搅匀出锅装碗即成。

❸ 食法: 每日1次, 每次吃粥100克。正餐食用。

> 细说妙方　莱菔子为萝卜的成熟种子, 具有消食导滞, 降气化痰的功效, 还具有具有抗菌、抗病毒、降压等作用。

---

# 肉苁蓉虫草煲鲫鱼

偏方 6

⬧原料 鲫鱼2条, 肉苁蓉6克, 冬虫夏草9克, 枸杞子12克, 川芎3克。

⬧调料 姜4片, 精盐适量, 米酒1小匙。

🎀制作步骤

❶ 将鲫鱼去鳞、去鳃、除内脏, 洗净; 肉苁蓉、冬虫夏草、枸杞子、川芎洗净备用。

❷ 将所有药材放入砂锅中, 加入6杯清水烧沸, 再转小火炖1小时, 然后加入鲫鱼、姜片、料酒、精盐炖至鱼熟即可。

> 功效　此方适合糖尿病, 上中消症状明显者。症见烦渴多饮, 尿频量多, 多食易饥。

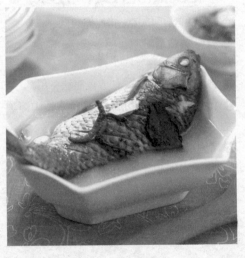

偏方 7

# 木须白菜

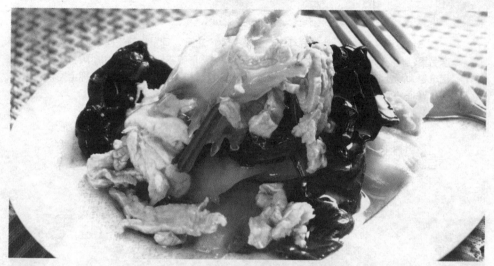

🔺原料 净白菜帮175克，水发木耳、净菠菜各25克，猪肉丝50克，鸡蛋1个。

🔺调料 葱末、姜末各少许，酱油、精盐各1小匙，味精、料酒各1/2小匙，水淀粉1/2大匙，高汤、猪化油各3大匙。

✂制作步骤

❶ 将白菜帮去除老叶、洗净，先用坡刀片成大片，再顺切成4厘米长的丝，用少许油煸炒一下，出锅沥干水分；菠菜切成3厘米长的段；鸡蛋磕入碗中打散，炒熟备用。

❷ 锅中加入猪化油烧热，先下入肉丝煸炒至断生，再加入葱末、姜末、酱油、料酒略炒，然后放入炒熟的鸡蛋、木耳、菠菜、白菜丝，加入高汤、味精、精盐，烧开后用水淀粉勾芡，即可出锅装盘。

---

# 泡黄瓜捞肚片

偏方 8

🔺原料 猪肚250克，泡黄瓜50克。

🔺调料 精盐、味精各1/2小匙，香油、香醋各1小匙，生抽酱油、料酒各2小匙，蒜泥4小匙，红油2大匙，葱白20克。

✂制作步骤

❶ 先将猪肚用醋搓洗干净，去除油膜，放入沸水锅中余制，去除异味后捞起，放入有料酒的锅中煮至软熟时捞起，晾凉后切成薄片。

❷ 泡黄瓜切成骨牌片待用，葱白切成细丝。

❸ 盆中放入所有调料，充分调匀成味汁，放入肚片、泡黄瓜，拌匀后装盘，撒上葱丝即成。

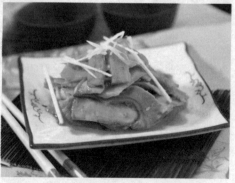

功效 此方适合糖尿病，胃阴虚型。症见烦渴多饮，多食易饥，口干舌燥，形体消瘦，大便干结。

# 脱 发

本症突然头发脱落，头皮鲜红光亮，中医称为"油风"。可发生于任何年龄，常在过度劳累、睡眠不足或受到刺激后发生，头发脱落，生圆形或不规则形，小如指甲，大如钱币或更大，数目不一，皮肤光滑而亮。一般无自觉症状，少数头发可全部脱落，称全秃。

辨证分型

1. 血虚风燥型：症见脱发时间短，轻度瘙痒，舌淡苔薄白，脉细数。
2. 气滞血瘀型：症见病程较长，伴有头痛，胸胁疼痛，舌紫红或绛，有瘀斑，脉沉细。
3. 肝肾不足型：症见病程日久，甚至全秃或普秃，舌淡苔薄白或剥脱，脉细。伴头昏目眩。

偏方 **1**

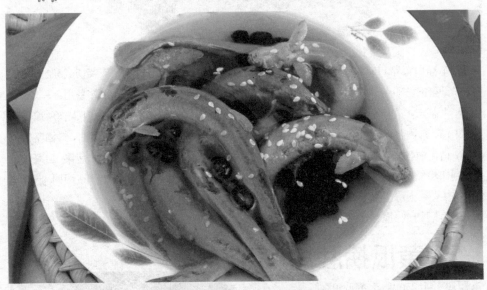

# 芝麻黑豆泥鳅汤

🔺原料 泥鳅500克，黑豆30克，黑芝麻60克。

🔺调料 精盐、味精、植物油各适量。

🎀制作步骤

❶ 黑豆、黑芝麻分别放入清水中洗净，捞出沥净水分。

❷ 坐锅点火，加入适量清水，放入泥鳅，加盖，待泥鳅全部烫死后，捞出洗净，沥干水分。

❸ 净锅复置火上，加入植物油烧热，放入泥鳅煎至表面变黄，盛出待用。

❹ 锅置火上，加入适量清水，放入黑豆、黑芝麻、泥鳅，先用旺火煮沸，再转小火续炖至黑豆烂熟，然后加入精盐、味精调好口味，出锅装碗，即可上桌。

> 细说妙方　黑芝麻补肝肾，益精血，润肠燥，用于须发早白，病后脱发，肠燥便秘。泥鳅有补中益气、养肾生精、清利小便、解毒收痔等功效。

**偏方 2**

# 菊花老鸭汤

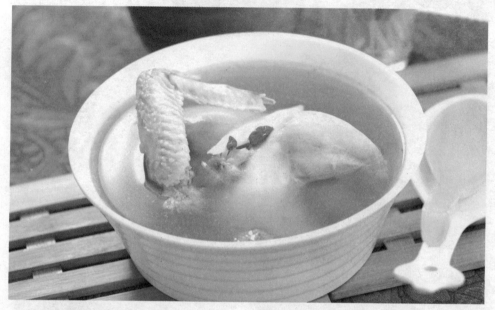

🍲 **原料** 老鸭1只（约1200克），姜3片，菊花10克，枸杞子12克，冬虫夏草5克，西洋参6片。

✂ **制作步骤**

❶ 先把10克菊花，12克枸杞子用水浸泡，再把1只去皮的老鸭，以及5克冬虫夏草和五六片西洋参放在砂锅里炖。

❷ 炖到六七分熟时，倒入泡发的菊花和枸杞子。一周食用两次，鸭肉和汤同食。

📋 **功效** 此方适合脱发，肝肾不足型。症见病程日久，甚至全秃或普秃，舌淡苔薄白或剥脱，脉细。伴头昏目眩。

---

# 冬虫夏草烩番茄

**偏方 3**

🍲 **原料** 鲜冬虫夏草、豌豆各30克，番茄1个。

🍲 **调料** 辣椒少许，精盐、味精、老鸭汤或瘦猪肉汤各适量。

✂ **制作步骤**

❶ 将豌豆、冬虫夏草洗净，入沸水锅中焯烫，捞出；番茄洗净，去皮、切块备用。

❷ 锅中加入老鸭汤或瘦猪肉汤1碗，再放入豌豆、冬虫夏草、番茄块及辣椒，用文火煮沸，然后加入精盐、味精调味，出锅装碗即可。

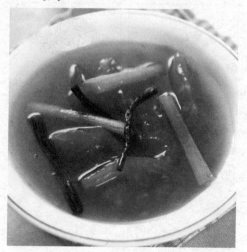

偏方 **4**

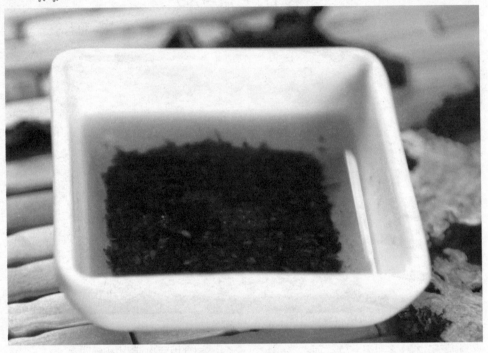

# 生发酒

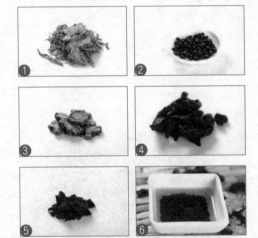

① ② ③ ④ ⑤ ⑥

功效 此方适合脱发，肝肾不足型。症见日久不生，全秃或普秃。

🍳 原料 制首乌、熟地、黑豆、黑芝麻各35克，当归、川芎各15克，60度烧酒750克。

🍳 主治 脱发，肝肾不足型。症见日久不生，全秃或普秃。

✂ 制作、用法
将上药共研为粗末，浸入酒中，密封浸泡15～20天后即可服用。每次服10克，每日3次，另用补骨脂、旱莲草各30克，浸烧酒，外搽患处。

> 细说妙方 首乌分为生首乌和制首乌，生首乌，就是刨出来直接晒干了，而首乌经过处理久蒸久晒以后才叫制首乌。生首乌有解毒（截疟）、润肠通便、消痈等功效，而制首乌有补益精血、乌须发、强筋骨、补肝肾等功效。

偏方 5

# 斑秃药酒

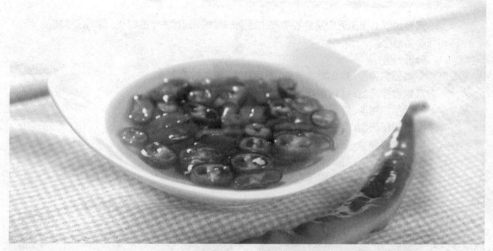

🔺原料 60度白酒50克，辣椒（以尖椒为佳）10克。

🔺主治 脱发，斑秃。

🎀制作、用法

将辣椒切碎，加60度白酒50克，浸10天左右，过滤去渣，即成辣椒酒。搽涂于秃发部位，每日数次。

功效 此方适合脱发，斑秃。

细说妙方 辣椒能缓解胸腹冷痛，制止痢疾，杀抑胃腹内寄生虫，控制心脏病及冠状动脉硬化；还能刺激口腔黏膜，引起胃蠕动，促唾液分泌，增食欲，促消化。

---

# 花椒酒

偏方 6

🔺原料 花椒120克，酒精500克。

🔺主治 脱发，斑秃。

🎀制作、用法

浸泡7天，过滤后蘸汁涂患处，每日3次。半月余可有绒毛丛生，再继续涂之即可恢复如初。

功效 此方适合脱发，斑秃。

细说妙方 花椒有芳香健胃、温中散寒、除湿止痛、杀虫解毒、止痒解腥的功效。

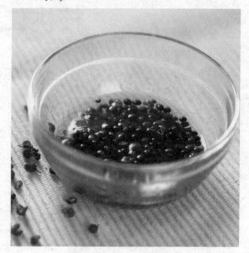

# 胃 痛

胃痛是以上腹部近心窝处经常发生疼痛的疾病。现代医学的胃炎、胃溃疡疼痛发作可参考治疗。

辨证分型
1. 寒邪客胃型：症见胃痛暴作，恶寒喜暖，脘腹得温痛减。
2. 饮食停滞型：症见胃痛，脘腹胀满，嗳腐吞酸。
3. 肝气犯胃型：症见胃脘胀闷，脘痛连胁，嗳气频频。
4. 肝胃郁热型：症见胃脘灼痛，痛势急迫，烦躁易怒，口苦。
5. 瘀血停滞型：症见胃脘疼痛，痛有定处拒按，痛有针刺感。
6. 胃阴亏虚型：症见胃痛隐隐，口燥咽干，大便干结等。
7. 脾胃虚寒型：症见胃痛隐隐，喜温喜按，得食痛减。

偏方 1

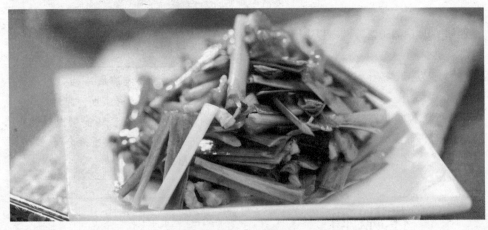

# 核桃仁拌翠韭

🔺原料 韭菜300克，核桃仁100克。

🔺调料 香油3/5小匙，精盐1小匙，味精1小匙，植物油300克。

✂制作步骤

❶ 把核桃仁拣去杂质，洗净，放入碗中，加入温水浸泡10分钟左右，取出，剥去外衣，切成花生仁大小的丁；韭菜择洗干净。

❷ 锅里放入植物油，烧至五成热[锅里微微冒出青烟(150℃左右)]，下入核桃仁丁，用小火炸约1分钟，至熟透、酥香捞出，沥去油，锅里的油倒出。

❸ 锅里放入清水，加入精盐，下入韭菜，用大火烧开，焯约1分钟，至熟透捞出，沥去水，摊放在案板上，晾凉。

❹ 把晾凉的韭菜切成3厘米长的段，放入大瓷碗中，加入精盐、味精，淋入香油，放入核桃仁，拌匀即可。

功效 此方适合胃痛，寒邪客胃型。症见胃痛暴作，恶寒喜暖，脘腹得温痛减。

偏方 2

# 木瓜杏奶豆腐

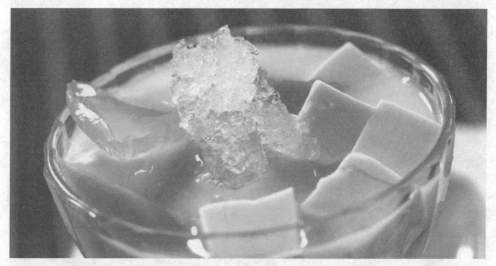

🍮 **原料** 木瓜、杏仁粉各100克。

🍮 **调料** 蜂蜜、鱼胶粉、车厘子、牛奶、白糖各适量。

✂ **制作步骤**

❶ 将杏仁粉加糖用凉开水调开，牛奶加热后倒入鱼胶粉及杏仁粉冷却后成杏仁豆腐。

❷ 木瓜去籽切小块，杏仁豆腐盛入碗中加碎冰淋蜂蜜即可，车厘子装饰。

功效 此方适合胃痛，脾胃虚寒型。症见胃痛隐隐，喜温喜按，得食痛减。

细说妙方 杏仁粉有养颜美容、清理肠胃、清肺等作用。

---

# 羊肉大补汤

偏方 3

🍮 **原料** 羊排肉200克，白芷、甘草、陈皮、当归各5克，杏仁10克，肉桂1块，党参、黄芪、茯苓、白术各8克。

🍮 **调料** 姜2片，精盐1小匙。

✂ **制作步骤**

❶ 将羊排肉洗净，斩成段，放入沸水锅中，加入姜片焯烫，捞出；把所有药料洗净，放入纱布袋中扎好备用。

❷ 煲中加入清水烧沸，放入药料包，用中火煲30分钟，拣出药料包，再放入其他原料用小火煲2小时，加入精盐调味即可。

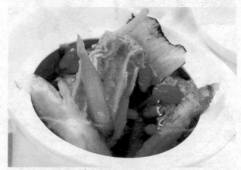

功效 此方适合胃痛，寒邪客胃型及脾胃虚寒型。症见胃痛暴作，疼痛剧烈，畏寒喜暖，得热痛减，或胃痛隐隐，绵绵不断，喜暖喜按等。

偏方 4

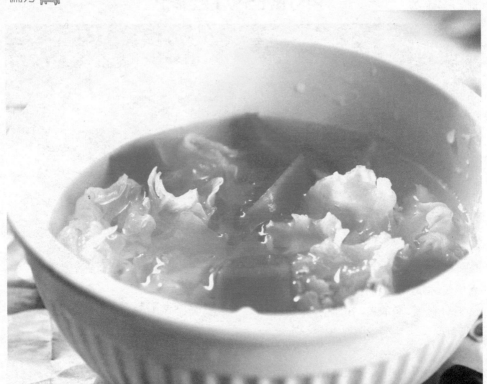

# 木瓜炖银耳

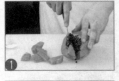 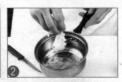
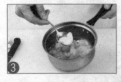 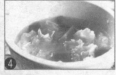

🍲 原料 木瓜1/2个，银耳50克，冰糖50克，清水1000克。

✂ 制作步骤

❶ 将银耳洗净，放入清水中浸泡30分钟，取出后切成小块；木瓜洗净、切块备用。

❷ 将除冰糖外的原料一同放入锅中用大火烧开，再转小火炖10分钟。

❸ 最后加入冰糖，关火晾凉，出锅装碗即可。

功效 此方适合胃痛，脾胃虚寒型。症见胃痛隐隐，喜温喜按，得食痛减。

细说妙方 银耳，又称白木耳，有强精、补肾、润肺、生津、止咳、清热、养胃、补气、和血、强心、壮身、补脑、提神之功效。

偏方 5

# 砂仁猪肚莲藕汤

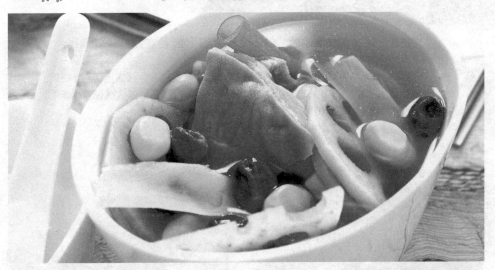

🔹原料 猪肚400克,莲藕200克,砂仁10克,白果10粒。

🔹调料 葱段、姜片各少许,精盐1小匙,料酒1大匙,面粉适量。

✂ 制作步骤

❶ 猪肚用面粉揉搓,清洗干净,再放入沸水锅中,加入料酒略焯,然后刮净油脂,切成大块;莲藕去皮、洗净,切成小块;砂仁、白果洗净。

❷ 锅中加入清水,放入猪肚、莲藕、砂仁、银杏烧沸,再转小火煮2小时,用精盐调味即可。

> 细说妙方
>
> 砂仁味辛性温,归脾、胃、肾经,可化湿开胃,温脾止泻,理气安胎等。猪肚具有补虚损、健脾胃的功效,适用于气血虚损、身体瘦弱者食用。

---

# 枣仁枣皮粥

偏方 6

🔹原料 酸枣仁15克,枣皮(山茱萸肉)15~20克,粳米100克。

🔹调料 白糖1大匙。

✂ 制作步骤

❶ 先将枣皮洗净,去核,再与酸枣仁共煎,取汁去渣,备用。

❷ 将粳米用清水淘洗干净,控净水。

❸ 锅置火上,放入粳米、药汁,旺火烧沸,撇净浮沫,转至小火慢煮至熟;加入白糖,稍煮即成。

❹ 每日1~2次,10日为1个疗程。

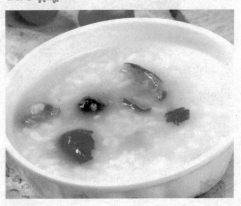

功效 此方适合胃痛,饮食停滞型。症见胃痛,脘腹胀满,嗳腐吞酸。

## 痔疮

痔疮是直肠上、下静脉丛的曲张静脉成团块,并出血、栓塞或团块脱出而致。
临床分为内痔、外痔。
内痔:便时无痛性出血,血鲜红,便后出血停止,至二三期时可有痔核脱出,疼痛。
外痔:为肛门外缘有柔软突起,既不痛也不出血,仅在站立过久或长期行走后,
肛门部有瘙痒不适,发胀和异物感。

偏方 1

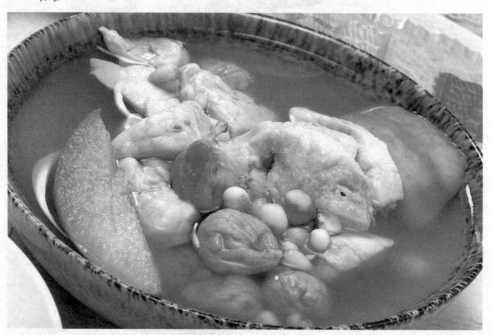

# 雪梨猪肺汤

🍐 **原料** 雪梨100克,猪肺1个,川贝20克,苹果80克,无花果6枚。

🍐 **调料** 冰糖少许。

🎀 **制作步骤**

❶ 将猪肺用清水灌洗,挤去肺部血水,洗净,切成大块,放入沸水锅中焯去血沫,捞出沥水。

❷ 将雪梨、苹果洗净,去核,切成块;川贝、无花果洗净。

❸ 煲中加入清水烧沸,下入川贝、无花果、雪梨、苹果、猪肺,再加入冰糖用旺火烧沸,转小火炖2小时即可。

**功效** 此方适合痔疮,内痔,湿热瘀滞型。症见便时无痛性出血,血鲜红,便后出血停止。

**细说妙方** 川贝有清热润肺,化痰止咳的功效。猪肺清热润肺。

偏方 2

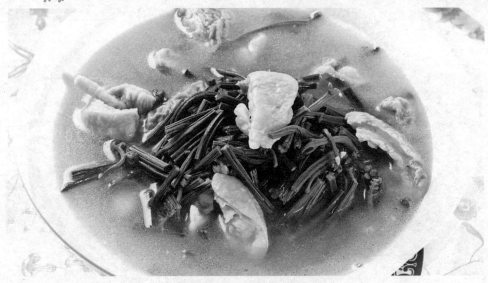

# 蕨菜肠头汤

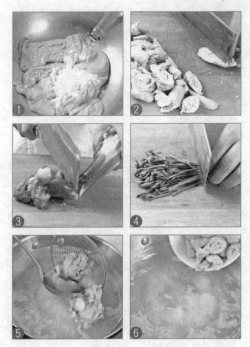

🍲 原料 猪大肠头2个(约500克), 蕨菜干150克, 猪大骨1000克。

🍲 调料 精盐、味精、米醋、面粉各适量。

🎀 制作步骤

❶ 肠头去油脂, 加入精盐、米醋、面粉搓匀, 用清水洗净; 锅中加入清水, 放入肠头烧沸、焯透, 捞出, 切成大块; 猪大骨洗净, 从中间剁开, 用沸水焯烫一下, 捞出沥水; 蕨菜干择洗干净, 放入清水中浸泡2小时。

❷ 捞出沥净水分, 切成小段, 再放入沸水锅内焯烫一下。

❸ 捞出, 放入冷水中过凉, 沥净水分。

❹ 锅中加入适量清水, 放入猪大骨用旺火熬成乳白色, 捞出。

❺ 撇去汤汁表面的杂质, 放入大肠块烧煮至八分熟。

❻ 再放入蕨菜段, 转小火烧煮至大肠熟烂。

❼ 加入精盐、味精调好口味, 出锅倒入汤碗中即可。

功效 此方适合痔疮, 内痔, 气血两虚型。症见便血日久, 眩晕耳鸣, 心悸乏力, 面色白。本方可补益气血, 止血润肠。

偏方 3

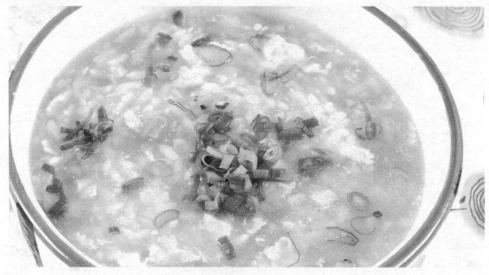

# 黄花蛋粥

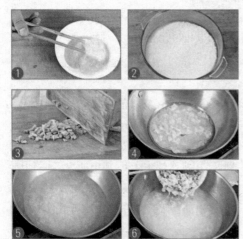

🍂原料 大米100克, 干黄花菜50克, 鸡蛋2个。

🍂调料 葱花少许, 精盐、白糖、香油各少许, 料酒、植物油各2小匙, 高汤200克。

🎀 制作步骤

❶ 鸡蛋磕入碗中搅散, 加入少许精盐、料酒搅匀成蛋液。

❷ 大米淘洗干净, 放入清水中浸泡30分钟, 捞出沥去水分; 黄花菜用清水泡软, 捞出沥水, 掐去两头, 放入盘中。

❸ 上屉用旺火蒸10分钟, 取出晾凉, 切成碎末; 锅中加油烧至六成热, 下入鸡蛋液炒散至刚刚凝固; 加入高汤, 用中火轻轻炒拌均匀, 撒上黄花菜末稍炒, 盛出。

❹ 另锅置火上, 加入适量清水、大米, 用小火煮20分钟至五成熟。

❺ 放入炒好的鸡蛋黄花菜搅匀, 继续煮至大米粥熟且浓稠。

❻ 加入白糖、精盐, 淋入香油搅匀, 盛入碗中, 撒上葱花即可。

功效 此方适合痔疮, 内痔, 湿热瘀滞型。症见便时无痛性出血, 血鲜红, 便后出血停止。

细说妙方 黄花菜有消肿、利尿、解热、止痛、补血、消除孕期不适症状的功效。

偏方 4

# 桔梗贝母粥

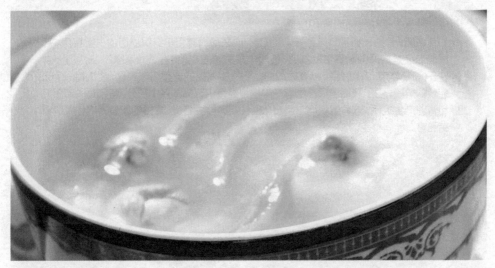

🥄 **原料** 桔梗20克, 贝母10克, 粳米100克。

🥄 **调料** 冰糖1大匙。

✂ **制作步骤**

❶ 将桔梗润透, 切成薄片; 贝母洗净, 去杂质; 粳米淘洗干净; 冰糖打碎成屑。

❷ 将粳米、桔梗、贝母同放锅内, 加清水800克, 置旺火上烧沸, 再用小火煮35分钟, 加入冰糖, 搅匀即成。

❸ **食法:** 每日1次, 正餐食用。

**功效** 此方适合痔疮, 内痔, 湿热瘀滞型。症见便时无痛性出血, 血鲜红, 便后出血停止。

**细说妙方** 桔梗味苦、辛, 性平, 有宣肺、利咽、祛痰、排脓, 还有理气、活血、消食、安神作用。

---

# 柿饼鹌鹑蛋糖水

🥄 **原料** 柿饼4个, 鹌鹑蛋10枚。

🥄 **调料** 冰糖适量。

✂ **制作步骤**

❶ 柿饼去蒂, 洗净切开4瓣; 鹌鹑蛋煮熟, 去壳待用。

❷ 将处理好的柿饼放入锅内, 加入清水加盖慢火煮40分钟左右。

❸ 放入鹌鹑蛋, 再煮开。

❹ 加入冰糖煮5分钟即可。

**功效** 此方适合痔疮, 内痔。症见便血, 血鲜红。

偏方 5

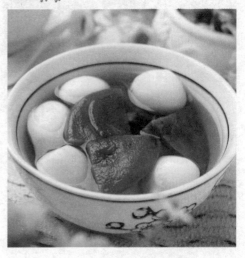

# 痛 风

痛风，是指长期嘌呤代谢障碍及（或）血尿酸增高引起组织损伤的一组疾病。高尿酸血症是痛风的重要生化基础，血液中尿酸增高（男性在0.38毫摩尔/升以上，女性在0.3毫摩尔/升以上）。从高尿酸血症到发生痛风的典型临床表现，往往有一个无症状的阶段，由于长期的尿酸结晶在中枢神经系统以外的各个部分，特别是关节部位和肾脏产生沉积，这种沉积可以引起急慢性痛风性关节炎，急慢性尿酸肾病和尿酸肾结石等。

偏方 1

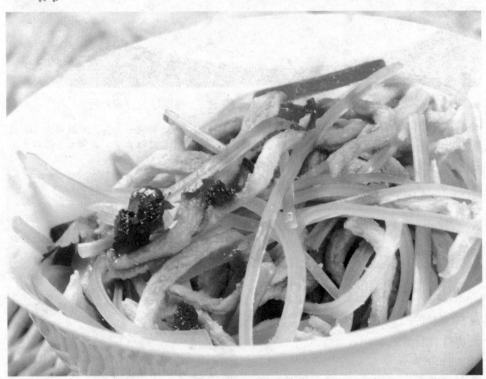

## 肉丝拌粉皮

🔸原料 猪精肉50克，绿豆粉皮1张。

🔸调料 植物油10克，酱油、香油、醋、芥末、盐水各适量，麻酱、鸡精少许。

🎀制作步骤

❶ 将猪肉切细丝；粉皮泡软切丝，入开水锅里稍煮，捞出投凉，沥水，入盘。

2.将炒锅置旺火上，倒入油烧热，随即将肉丝入锅煸炒，加入酱油，待肉变色盛在粉丝上，浇上醋、香油、芥末、盐水、鸡精兑成的汁，最后淋上麻酱即成。

功效 此方有清热解毒，利湿止痛作用。

偏方 **2**

# 素炒三丁

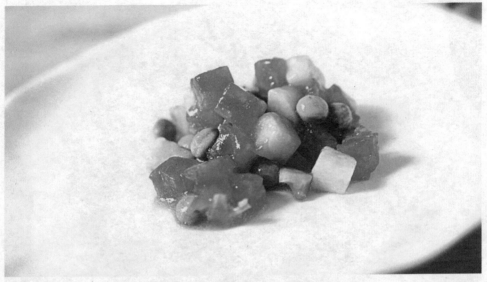

🥄 **原料** 番茄100克，马铃薯50克，豌豆20克，葱花8克。

🥄 **调料** 精盐3/5小匙，味精1/5小匙，植物油20克。

🎀 **制作步骤**

❶ 番茄用沸水稍烫，去皮，切丁；马铃薯切成丁，待用。

❷ 取干净炒锅置于旺火上，倒入清水适量烧沸，豌豆入沸水锅中烫熟。

❸ 待油温升至六七成热时，煸香葱花，放入马铃薯略炒，再放入番茄与豌豆，加精盐、味精炒匀入味，出锅装盘即可。

功效 此方有清热化湿，利水止痛作用。

---

# 家常醋熘藕

🥄 **原料** 鲜嫩藕150克，青、红椒角各50克。

🥄 **调料** 植物油1大匙，精盐1/2小匙，白糖1/2小匙，醋1大匙，香油1/2小匙。

🎀 **制作步骤**

❶ 将藕去皮洗净，横着切成薄片，用凉水投一下捞出，沥干水分。

❷ 将炒锅烧热，加适量底油，放入藕片翻炒，烹醋，加白糖、精盐调匀淋在藕片上，下青、红椒角，翻拌均匀，淋适量香油即成。

偏方 **3**

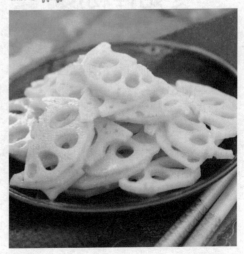

**偏方 4**

# 猕猴桃炒肉丝

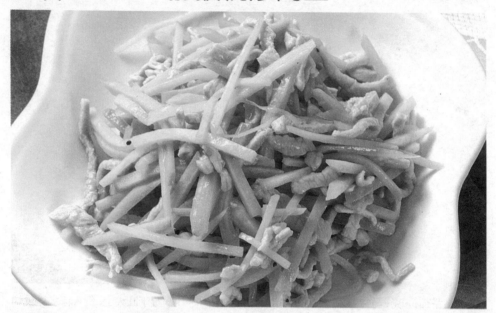

🍲 **原料** 猪瘦肉50克，猕猴桃1个。

🍲 **调料** 葱丝、精盐、白糖、胡椒粉、淀粉、鸡蛋清、料酒、高汤、植物油各适量。

🎀 **制作步骤**

❶ 猪外脊肉切丝，加精盐、料酒、鸡蛋清、淀粉拌匀上浆；猕猴桃去皮，切细丝。

❷ 油烧至五成热，下葱丝炝锅，放浆好的猪肉丝炒散至变色，再烹料酒炒熟，加精盐、白糖、胡椒粉、高汤调味。

❸ 放入猕猴桃丝，用旺火快速翻炒均匀，待汤汁收至浓稠时，出锅装盘即可。

---

# 冬菇拌粉皮

**偏方 5**

🍲 **原料** 粉皮50克，嫩黄瓜1条，青蒜、胡萝卜、冬菇各适量。

🍲 **调料** 麻酱、酱油、醋、白糖、精盐、香油、芥末、味精各少许。

🎀 **制作步骤**

❶ 将粉皮洗净，切菱形片；黄瓜切丝；青蒜切细丝，装盘备用；冬菇用水泡发后洗净，切丝，放热油锅中炒熟后放在粉皮盘内。

❷ 胡萝卜切细丝，用精盐腌10分钟，挤去盐水，放粉皮盘中，加麻酱、酱油、醋、白糖、精盐、味精、香油、芥末拌匀即成。

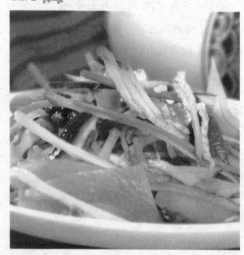

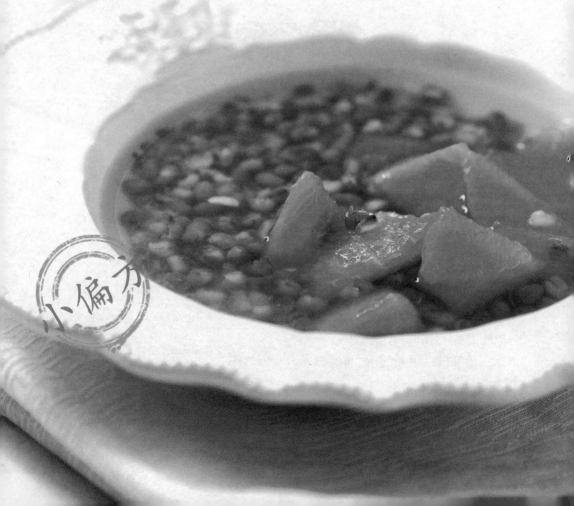

Part ④
日常急救

小偏方

# 跌打损伤

由于不慎跌仆，强力扭转，外来暴力猛烈撞击，重挫压等，均可引起筋肉及骨骼或损或断，脉络随之受伤，气血互阻，局部血肿形成，引起筋骨疼痛及功能障碍，筋肉包括除骨以外的所有软组织损伤。

偏方 1

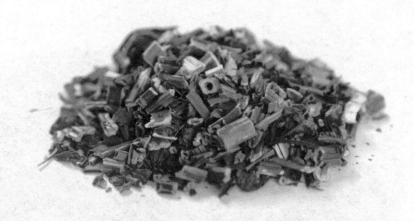

## 散血膏

🔺原料 耳茶叶、泽兰叶各少许。

🔺主治 适用于跌打损伤，金疮，兽伤。

✂制作、用法

❶ 捣烂备用。

❷ 外敷患处。

功效 此方有活血化瘀，消肿止痛。适用于跌打损伤，血瘀肿痛等作用。

细说妙方 泽兰性微温，味苦，有点辣。主要有活血化瘀，行水消肿等功效。

偏方 2

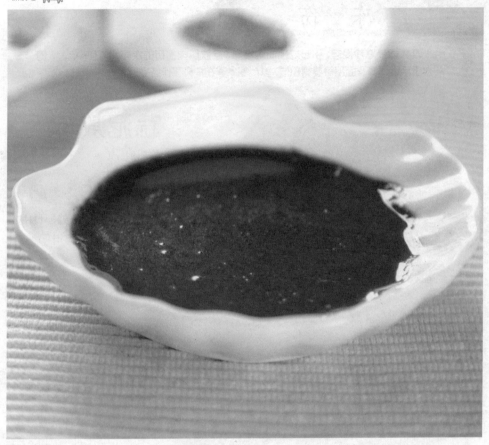

# 双柏散

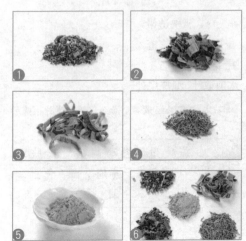

🔺原料 黄柏500克，柏叶1000克，蒲黄250克，薄荷50克，泽兰500克。

🔺主治 消肿止痛。适用于跌打瘀血肿痛。

✂制作、用法

❶ 共为细末备用。

❷ 取药末适量，以鸡蛋清调敷患处。

> **细说妙方** 黄柏清热燥湿，泻火解毒，退虚热。薄荷具有疏风散热，清头目，利咽喉，透疹，解郁的功效。蒲黄有止血、祛瘀、利尿等功效。柏叶有止血、乌须发、止咳喘的功效。

# 冻伤

凡人体受寒冷侵袭，引起局部血脉凝滞、皮肤肌肉损伤的疾患，称为冻疮。本病多发于手足耳鼻及面部等暴露部位，以严寒冬季在户外工作者多见。

偏方 1

## 蒜泥敷

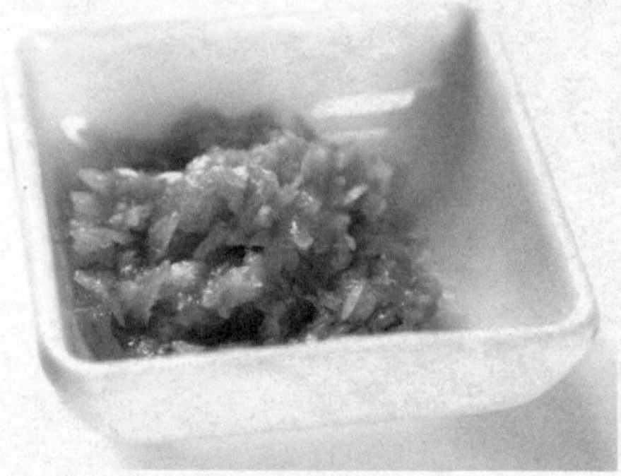

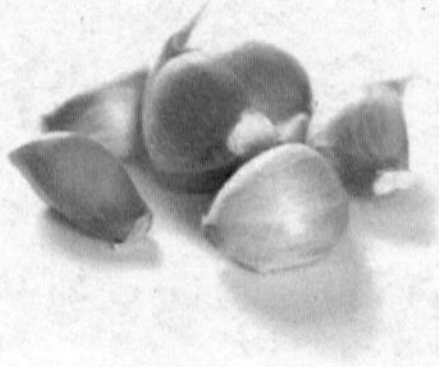

原料 紫皮蒜适量。

主治 冻疮。

制作、用法

入冬前将蒜捣烂，擦在常患冻疮处，1日1次，连续5～7天，如皮肤起疱，可暂停用。

功效 本方适用于冻疮的预防。

偏方 2

## 茄秧液

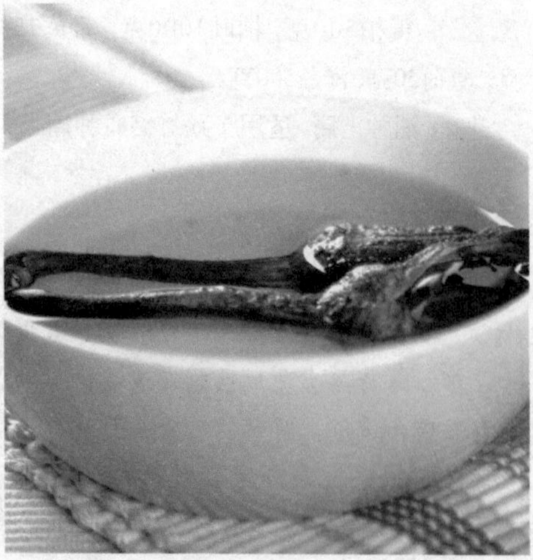

原料 茄秧适量。

主治 轻度冻疮。

制作、用法

水煎取汁。泡洗患处。

功效 本方有温经散寒、活血化瘀、消肿止痛的作用。

细说妙方 茄秧用于热毒痈疮、皮肤溃疡、口舌生疮、痔疮下血、便血、衄血等。

偏方 3

# 松针液

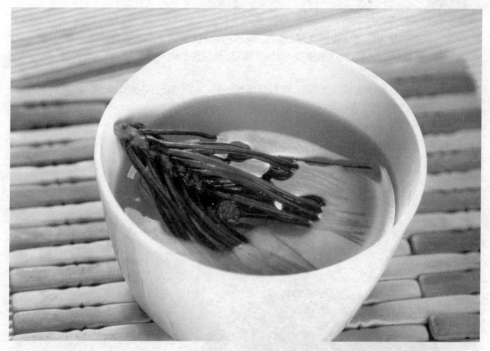

🍃 原料 鲜松针适量。

🍃 主治 轻度冻伤。

✂ 制作、用法

水煎取汁。外洗。

> 细说妙方　松针有祛风活血，明目，安神，解毒，止痒等功效。

---

# 黄柏散

偏方 4

🍃 原料 黄柏20克，大黄20克。

🍃 主治 冻疮。适用于冻疮溃烂者。

✂ 制作、用法

研为细末。撒患处。

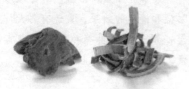

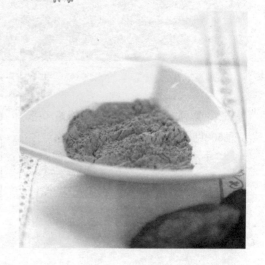

# 烫 伤

烫伤是指因身体接触沸水、热油、烧热的金属、高温蒸汽等高温物体所致的损伤。在夏季，人们穿的衣服较少，皮肤外露多，是烧烫伤的高发季节，被汽车烫伤、热水烫伤的情况时有发生。

对于局部小面积轻度烫伤，可以运用如下的一些小偏方，在家中施治；多于大面积烫伤，请及时送医院治疗。

偏方 1

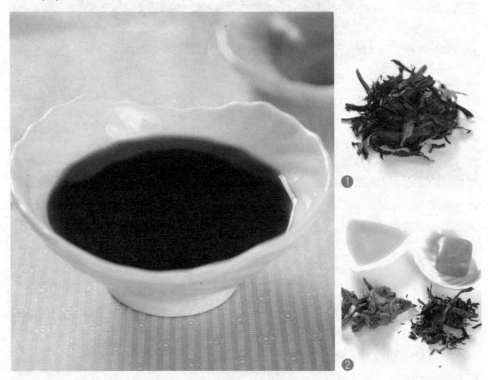

## 烧伤膏

🍶原料 紫草25克，黄连末10克，蜂蜡50克，豆油500克。

🍶主治 清热解毒，润肌止痛，修复创面。适用于烧伤。

✂制作、用法

❶ 将豆油熬开放入紫草，枯后去渣，加入药末搅匀备用。

❷ 涂于患处，每日1次。

> 细说妙方 紫草有凉血，活血，解毒透疹，祛痘和消炎的效果。黄连有泻火，燥湿，解毒，杀虫等功效。蜂蜡有收涩，敛疮，生肌，止痛之功效。

偏方 2

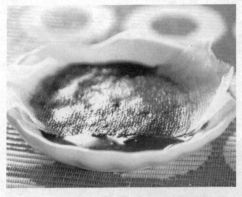

# 烫伤油布

🔥 **原料** 大黄、地榆、黄柏各等份。

🔥 **主治** 清火解毒。适用于各种水、火烫伤。

✂ **制作、用法**

❶ 地榆、黄柏加油熬,最后入大黄,待药熬成枯黄色,去渣,待冷,将清洁纱布浸泡在油内备用。

❷ 将油布在创面上包扎。

偏方 3

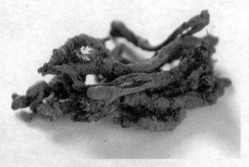

# 烫伤油膏

🔥 **原料** 黄连3克,黄柏6克,大黄6克。

🔥 **主治** 凉血散瘀,解毒生肌。适用于Ⅰ度烫伤及浅表溃疡,湿疹糜烂渗出少者(阴囊部更宜)。

✂ **制作、用法**

❶ 共为细末,以香油调为糊状,收贮备用。

❷ 患处洗净,外涂药膏,再以消毒敷料保护,每日1次。

❸ 有腐脓及红肿者不用。Ⅱ~Ⅲ度烫伤效果不显。

# 烫伤膏

🔥 **原料** 生地榆面30克,乳香粉20克,凡士林200克。

🔥 **主治** 解毒止疼,润肤收敛。适用于Ⅰ度、Ⅱ度烫伤。

✂ **制作、用法**

❶ 调匀成膏。

❷ 涂纱布上外贴,或制成油纱条外用。

偏方 4

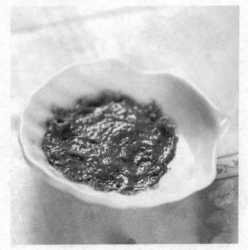

偏方 5

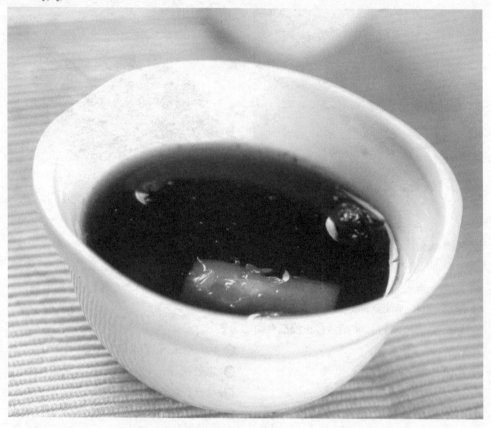

# 清凉膏

🔺原料 生地50克，黄连50克，栀子50克，白芷50克，葱白10根，香油200克。

🔺主治 适用于烫火伤。

🎀制作、用法

❶ 煎枯去渣，调入黄蜡25克，调匀备用。

❷ 外敷患处。

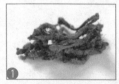
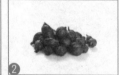
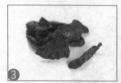
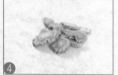
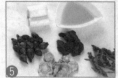
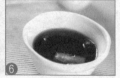

细说妙方 生地具有养阴生津功效，用于津伤口渴，内热消渴。白芷味辛，性温，归肺、胃、大肠经，芳香升散，具有祛风解表，散寒止痛，除湿通窍，消肿排脓的功效和作用。

偏方 6

# 普榆膏

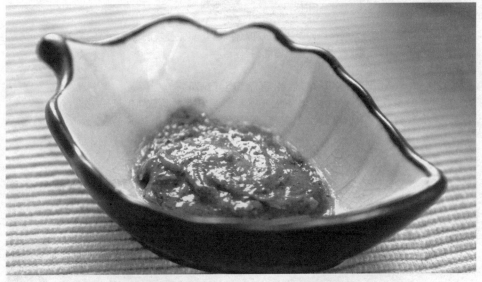

🔺原料 生地榆面50克, 普连膏450克。

🔺主治 解毒止痒, 除湿消炎, 软化浸润。适用于I度烧、烫伤, 亚急性湿疹, 皮炎带状疱疹, 神经性皮炎, 阴囊湿疹等。

✖制作、用法

❶ 混匀备用。

❷ 涂敷患处。

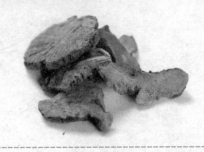

---

# 蜂蜡豆油膏

偏方 7

🔺原料 蜂蜡100克, 豆油500克。

🔺主治 适用于烫火伤。

✖制作步骤

❶ 将油煎开, 放入蜂蜡熔化, 冷后备用。

❷ 外敷患处。

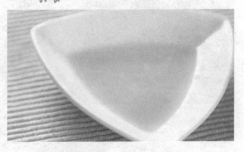

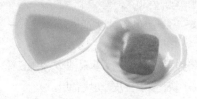

> 细说妙方
>
> 蜜蜡有解毒, 生肌, 定痛之功效, 治急心痛, 下痢脓血, 久泻不止, 疮痈内攻, 久溃不敛, 水火烫伤。豆油味甘、辛, 性温, 有驱虫, 润肠。治肠道梗阻, 大便秘结不通。

# 中　暑

中暑是指在气候炎热时发生的一种急性疾病。其主要表现为面色苍白、发热、皮肤灼热或湿冷、烦躁、脉数；重者昏迷、痉挛等。

辨证分型

1. 暑入阳明型：症见头痛而晕、面赤气粗、口渴汗多。
2. 暑犯心包型：症见突然昏倒、不省人事、身热肢冷、呼吸气粗、牙关微紧等。
3. 暑热亢盛型：症见壮热、抽搐，或角弓反张、牙关紧闭、神识不清。

偏方 1

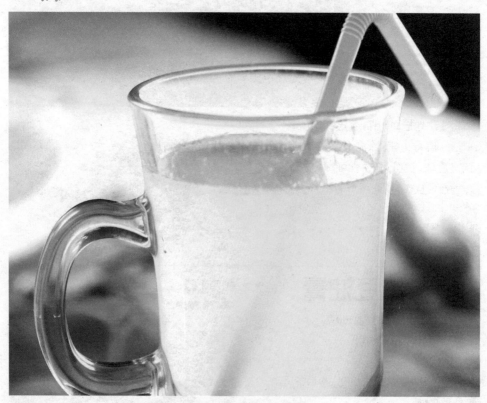

## 姜味苹果汁

🍂 **原料** 鲜姜30克，苹果2个，橙子2个。

🍂 **调料** 蜂蜜50克，冰块适量。

🎀 **制作步骤**

❶ 将鲜姜洗净，切片；苹果洗净，去皮及核，切成小块；橙子去皮、切块备用。

❷ 将苹果、橙子、姜片、蜂蜜一同放入果汁机中搅打成汁。

❸ 倒入杯中，再加入冰块拌匀即可。

功效 此方适合中暑，暑入阳明型。症见头痛而晕、面赤气粗、口渴汗多。

# 红参西瓜汁

偏方 2

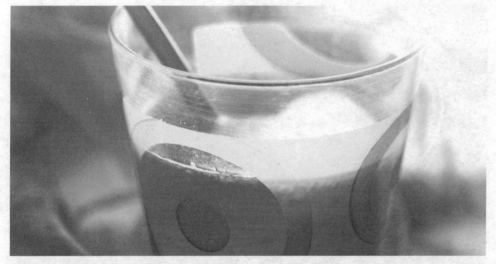

🔺原料 胡萝卜150克,西瓜250克,冰块适量。

✖ 制作步骤

❶ 将胡萝卜洗净、去皮,切成小条;西瓜切成小块备用。

❷ 将胡萝卜、西瓜一同放入果汁机中搅打成汁。

❸ 倒入杯中,再加入冰块拌匀即可。

功效 此方适合中暑,暑入阳明型。症见头痛而晕、面赤气粗、口渴汗多。

细说妙方 胡萝卜性温,味甘,性平,有健脾消食、补肝明目、清热解毒、透疹、降气止咳之功效。用于小儿营养不良、麻疹、夜盲症、便秘、高血压、肠胃不适、饱闷气胀等。

# 西瓜绿豆糖水

偏方 3

🔺原料 绿豆50克,西瓜200克,冰糖30克,清水1000克。

✖ 制作步骤

❶ 将绿豆用清水浸泡2小时;西瓜切成小块备用。

❷ 将绿豆放入清水锅中用大火烧沸,再转小火炖45分钟。

❸ 然后加入冰糖,关火晾凉,再放入西瓜块即成。

功效 此方适合中暑。症见头痛而晕、口渴汗多。

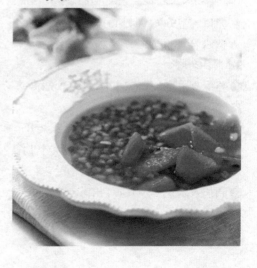

偏方 4

# 竹叶粥

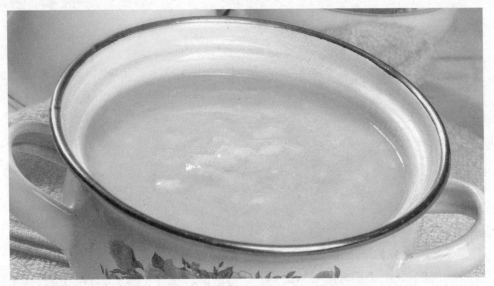

🍲 **原料** 大米100克，竹叶60片，石膏25克。

🍲 **调料** 冰糖50克。

✄ **制作步骤**

❶ 竹叶用清水洗净，切成4厘米的长条，和石膏一起放入锅内，加入热水（约2000克），用小火熬煮20分钟，撇去表面浮沫，制成竹叶汁。

❷ 将大米淘洗干净，放入净锅内，倒入竹叶汁和少许清水，旺火烧沸后改用小火煮至大米熟烂，加入冰糖煮溶化，出锅即成。

**功效** 此方适合中暑，暑入阳明型。症见头痛而晕、面赤气粗、口渴汗多。本方有清热解暑、益气生津之功效。

---

# 绿豆红参甜粥

偏方 5

🍲 **原料** 绿豆50克，胡萝卜100克，清水2000克。

🍲 **调料** 冰糖30克。

✄ **制作步骤**

❶ 将绿豆用清水浸泡2小时；胡萝卜洗净，去皮，切丁备用。

❷ 将绿豆和清水一同放入锅中用大火烧开，再用小火炖约40分钟，然后放入胡萝卜丁续炖10分钟。

❸ 再加入冰糖，关火晾凉，出锅装碗即可。

**功效** 此方适合中暑。症见头痛而晕、口渴汗多。

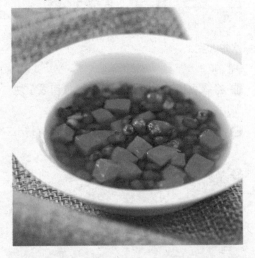

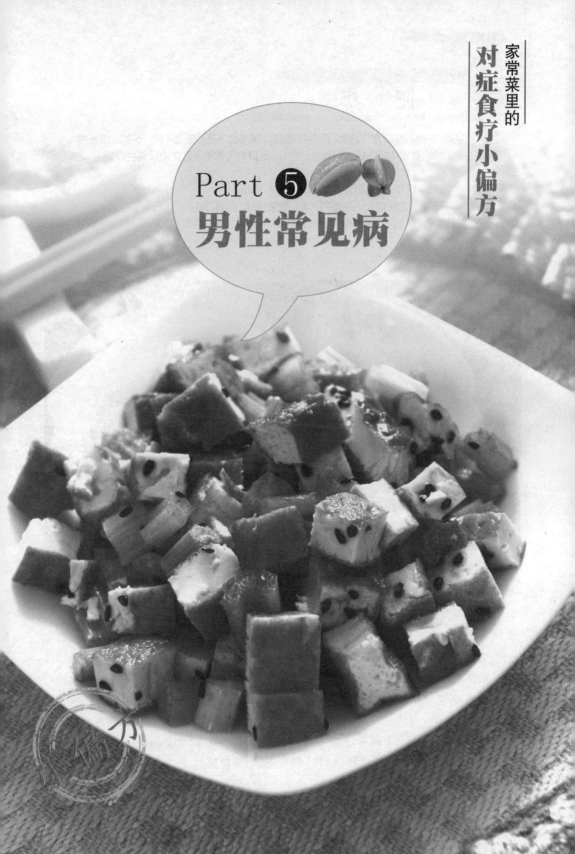

Part ⑤
男性常见病

## 阳痿

阳痿是指男性在性生活时,阴茎不能勃起或勃起不坚、坚而不久,不能完成正常性生活,或阴茎根本无法插入阴道进行性交,是最常见的男子性功能障碍性疾病。

辨证分型

1.肾气不足型:症见举而不坚,气短乏力,腿软。

2.肾阳虚弱型:症见阴茎痿而不起,腰酸腿软,头晕耳鸣。

3.阴虚火旺型:症见性欲冲动时触而即泄,多思少寐,目涩、耳鸣。

偏方 1

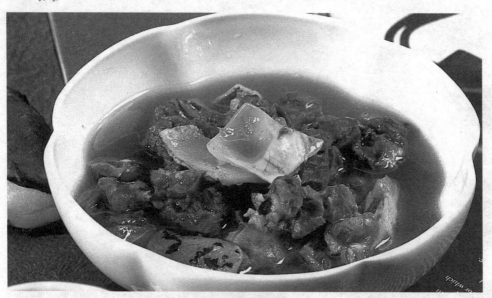

# 甲鱼炖狗肉

🔺**原料** 净狗肉1250克,甲鱼1只。

🔺**调料** 葱、姜各25克,香料包1个(丁香、八角、小茴香、桂皮、白芷、草果、花椒、良姜),精盐1大匙,味精、胡椒粉各少许,酱油、白糖各100克,料酒3大匙。

🎀 **制作步骤**

❶ 将狗肉切成3.5厘米见方的块;甲鱼宰杀,放血、开膛、去壳、除内脏,洗涤整理干净,剁成3.3厘米见方的块备用。

❷ 将狗肉放入盆中,加入精盐10克、料酒25克、葱、姜各10克,拌匀腌渍2小时,再用清水泡1小时,然后放入沸水锅中焯透,捞出洗净待用;甲鱼块用沸水略焯,捞出用冷水洗净。

❸ 砂锅中垫入竹箅,放入狗肉块、甲鱼块、料酒25克、酱油、精盐5克、白糖、葱、姜、香料包,加适量清水(以淹没狗肉为度),置旺火上烧沸,撇净浮沫,加盖,再转小火炖约2小时至狗肉、甲鱼熟烂,拣去葱、姜、香料包,然后加入味精、胡椒粉调味,出锅装碗即可。

偏方 2

# 核桃杜仲猪腰汤

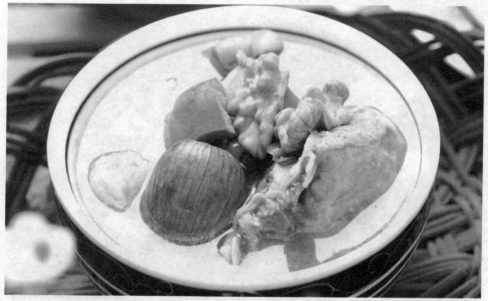

🥄 **原料** 猪腰2只，猪脊骨250克，核桃肉60克，杜仲30克，蜜枣15克。

🥄 **调料** 精盐适量。

✂ **制作步骤**

❶ 杜仲浸泡，洗净；核桃肉、蜜枣洗净。

❷ 猪脊骨洗净，斩件，飞水；猪腰对半切开，洗净，飞水。

❸ 将适量清水放入煲内，煮沸后加入以上材料，猛火煲滚后改用慢火煲3小时，加盐调味即可。

> 功效 此方适合阳痿，肾气不足型。症见举而不坚，身倦乏力、腰膝酸软，头晕耳鸣。

# 泥鳅虾仁汤

🥄 **原料** 泥鳅100克，虾仁50克。

🥄 **调料** 姜块、精盐、植物油各适量。

✂ **制作步骤**

❶ 泥鳅放入清水中静养24小时，使其吐净泥沙，洗净；虾仁洗净，去除沙线；姜块去皮，洗净，切成小片。

❷ 锅中加入植物油烧至六成热，下入姜片炒出香味，再放入泥鳅煎至金黄。

❸ 然后加入适量清水，放入虾仁煮沸，再加入精盐调好口味，即可出锅装碗。

偏方 3

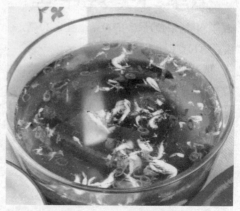

> 功效 此方适合阳痿，肾气不足型。症见举而不坚，身倦乏力、头晕耳鸣。

偏方 4

# 豆干炒腰花

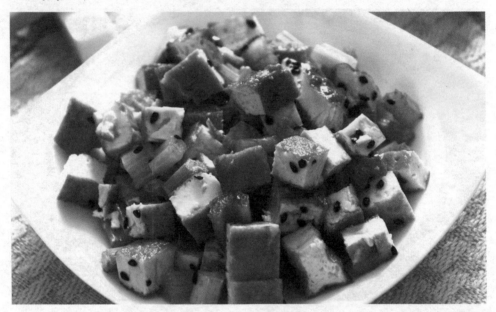

🍵 **原料** 豆干100克，净猪腰1个，韭菜段适量。

🍵 **调料** 蒜蓉、白糖各少许，精盐、生抽各1小匙，料酒、植物油各1大匙。

✄ **制作步骤**

❶ 将猪腰切片，用精盐反复清洗干净，再剖上花刀备用。

❷ 锅置火上，加入植物油烧热，先下入蒜蓉爆香，再放入豆干、猪腰花炒香，然后加入料酒、韭菜段略炒，再放入白糖、生抽、精盐炒匀，出锅装盘即可。

**功效** 此方适合阳痿，肾气不足型。症见举而不坚，身倦乏力，腰膝酸软，头晕耳鸣。

---

# 虫草红枣炖甲鱼

偏方 5

🍵 **原料** 活甲鱼1只(约500克)，红枣20克，冬虫夏草10克。

🍵 **调料** 葱段、姜片、蒜片各10克，精盐、味精各1/2小匙，胡椒粉少许，料酒1大匙，鸡汤650克。

✄ **制作步骤**

❶ 将甲鱼宰杀，洗净，剁成大块，放入沸水中焯透，捞出沥干；冬虫夏草、红枣分别洗净。

❷ 将甲鱼块放入大碗中，再放上冬虫夏草、红枣，加入料酒、精盐、味精、葱段、姜片、蒜片、鸡汤。

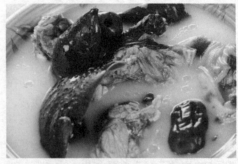

❸ 入锅隔水炖约2小时，取出，拣去葱段、姜片、蒜片，撒上胡椒粉，即可上桌。

**功效** 此方适合阳痿。肾阳虚弱型。症见阴茎痿而不起，腰酸腿软，头晕耳鸣。

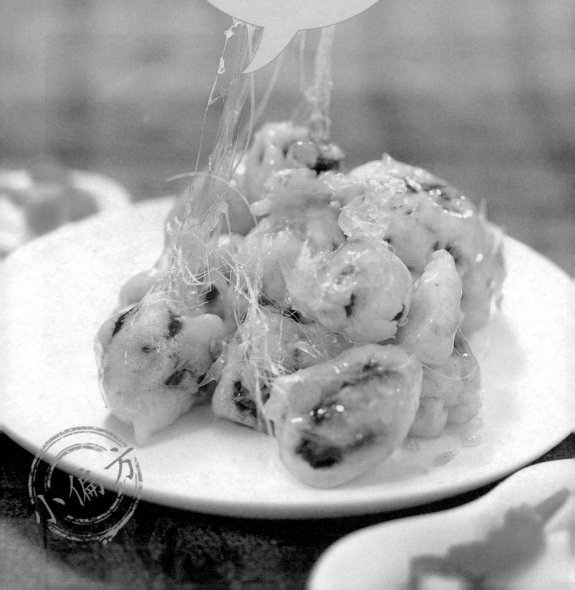

# Part 6
# 女性常见病

# 产后腹痛

孕妇分娩后，小腹或少腹疼痛者，统称产后腹痛。其中少腹疼痛，亦即因瘀血所致的腹痛又称"儿枕痛"。

辨证分型

1. 血虚型：症见产后小腹隐隐作痛而软，喜按，恶露量少，色淡，头晕耳鸣，便燥，舌质淡红，苔薄，脉虚细。

2. 血瘀型：症见产后小腹疼痛，拒按，或得热稍减，恶露量少，涩滞不畅，色紫黯有块，或胸胁胀痛，面色青白，四肢不温，舌质黯，苔白滑，脉沉紧或弦涩。

偏方 1

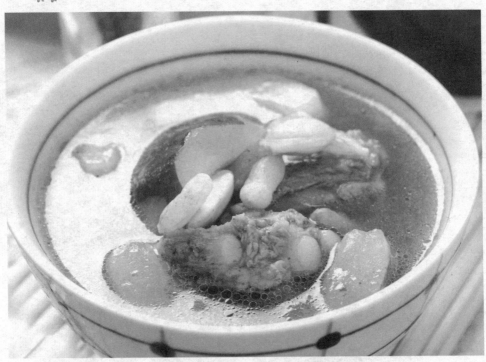

## 老黄瓜排骨汤

🍲 **原料** 排骨600克，老黄瓜400克，扁豆50克，麦冬30克，蜜枣15克。

🍲 **调料** 精盐适量。

✂ **制作步骤**

❶ 老黄瓜去皮、瓤、籽，洗净，切段；扁豆、麦冬、蜜枣洗净。

❷ 排骨洗净，斩件待用。

❸ 把适量清水煮沸，放入以上所有材料煮沸后改文火煲3小时，加盐调味即可。

功效 此方适合产后腹痛，血虚型。症见产后小腹隐隐作痛而软，喜按，恶露量少，色淡。

偏方 ②

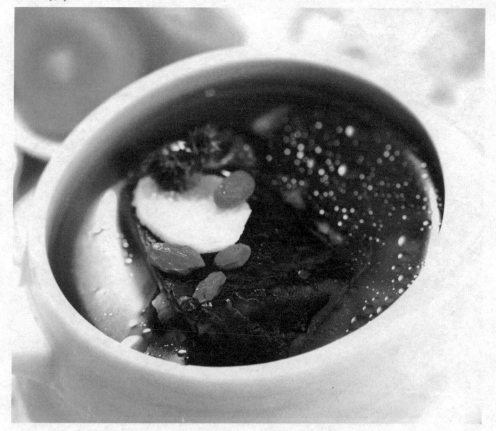

# 枸杞子淮山甲鱼汤

🔺**原料** 甲鱼1只（约800克），枸杞子、淮山药块各30克，女贞子、熟地各15克。

🔺**调料** 葱段、姜片各30克，精盐2小匙，料酒、猪化油各1大匙，鸡汤1500克。

✖ **制作步骤**

❶ 将甲鱼宰杀，去除内脏，放入热水中浸泡，取出去除皮膜、背壳，剁成大块，再放入沸水锅中焯去血水，捞出，用清水洗净。

❷ 锅中加入鸡汤，放入甲鱼块、枸杞子、淮山药块、女贞子、熟地、葱段、姜片。

❸ 再加入料酒、精盐烧沸，转小火煮至熟烂，淋入猪化油，出锅装碗即成。

**功效** 此方适合产后腹痛，血虚寒滞型。产后小腹隐隐作痛而软，喜按，畏寒，恶露量少，色淡。

**细说妙方** 甲鱼肉性平、味甘，归肝经，具有滋阴凉血、补益调中、补肾健骨、散结消痞等作用。枸杞子味甘、性平，有补肾益精，养肝明目，补血安神，生津止渴，润肺止咳。山药有健脾、除湿、补气、益肺、固肾、益精的功效，可防治身虚体弱、肝脾肿大、肺结核等症。

偏方 3

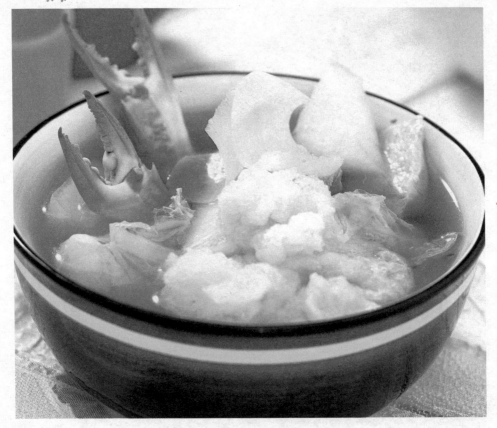

# 螃蟹鱼肚冬瓜汤

**原料** 螃蟹2只，发好的鱼肚、猪瘦肉各200克，冬瓜100克。

**调料** 大葱1/2根，姜片2片，精盐适量，料酒1大匙。

**制作步骤**

❶ 将螃蟹洗净，斩下蟹腿，去壳，取肉切块；冬瓜去皮、洗净，切块；大葱洗净，切斜刀段备用。

❷ 将猪瘦肉洗净，切成块，放入沸水中焯烫，捞出待用。

❸ 锅中加入清水烧沸，下入鱼肚、猪瘦肉、蟹壳、蟹腿、料酒、葱段、姜片煮30分钟，再放入冬瓜煮至透明，然后放入螃蟹肉氽煮至熟，加入精盐调味即可。

**功效** 此方适合产后腹痛、产褥热。

**细说妙方** 螃蟹性味咸、寒、有小毒，归肝、胃经，有养筋益气，理胃消食，散诸热，通经络，解结散血之功效。鱼肚味甘、性平，入肾、肝经，具有补肾益精，滋养筋脉、止血、散瘀、消肿之功效；治肾虚滑精、产后风痉、破伤风、吐血、血崩、创伤出血、痔疮等症。

## 丹参红花粥

偏方 **4**

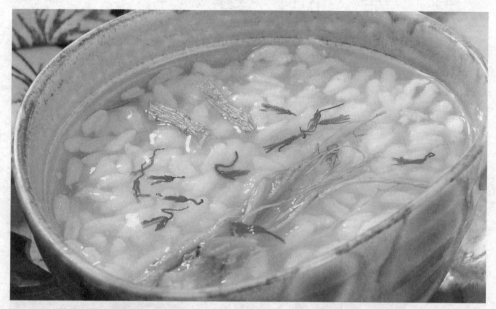

⚋ 原料 丹参10克，红花6克，粳米150克。

⚋ 调料 白糖25克。

❀ 制作步骤

❶ 将丹参润透，切成薄片；红花洗净，去杂质；粳米淘洗干净。

❷ 将粳米、丹参、红花同放铝锅内，加清水800克，置旺火上烧沸，再用小火煮35分钟，加入白糖即成。

❸ 每日1次，正餐食用。

功效 此方适合产后腹痛，血瘀型。症见产后小腹疼痛，拒按，或得热稍减，恶露量少，涩滞不畅。

---

## 玫瑰花粥

偏方 **5**

⚋ 原料 玫瑰花4克，银花10克，红茶、甘草各6克，粳米100克。

⚋ 调料 高汤4杯，白糖1大匙。

❀ 制作步骤

❶ 先将上述原料洗净，煎汁去渣，待用。粳米100克用水洗净，加入6杯清水浸泡30分钟捞出，控水，锅中加入4杯高汤煮沸，转小火煮约1小时至米粒软烂黏稠即可。

❷ 同煮成稀粥，调入白糖即可。供早晚餐食，温热食。

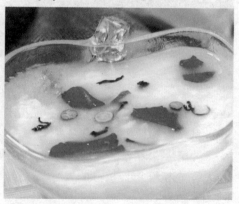

功效 此方适合产后腹痛，血瘀型。症见产后小腹疼痛，拒按，或得热稍减。

# 带 下

带下一般指妇女阴道内流出一种黏稠液体，如鼻涕，绵绵不断，通常称为白带。若带下量多，或色、质、气味发生变化，或伴有全身症状者称"带下病"。相当于现代医学的生殖道炎症，生殖器肿瘤等疾病。

偏方 1

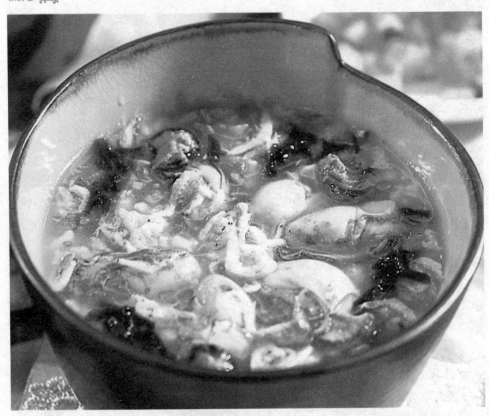

## 天下第一粥

**原料** 净牡蛎肉150克，大米75克，猪肉末50克，鲜虾皮、橄榄菜、香葱末各少许。

**调料** 精盐、味精各1/2小匙，料酒、酱油各1/2大匙，胡椒粉少许，植物油1大匙。

**制作步骤**

❶ 大米淘洗干净，放入锅中，加入清水，先用旺火煮沸，立即转小火煮约45分钟成米粥。

❷ 锅中放油烧热，加入猪肉末煸炒至变色，加入精盐、酱油、料酒、味精、胡椒粉炒匀。

❸ 出锅倒入米粥中，再加入牡蛎肉、鲜虾皮、橄榄菜煮10分钟，撒入香葱末，装碗即可。

**功效** 此方适合带下，量多。

偏方 2

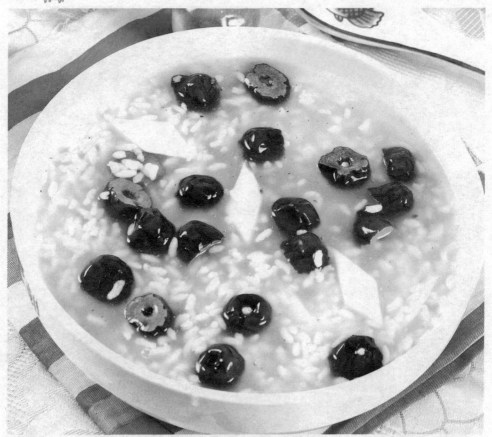

# 大枣山药粥

🔺 原料 大米100克,大枣10枚,山药10克。

🔺 调料 冰糖2大匙。

✄ 制作步骤

❶ 将大米淘洗干净;红枣洗净;山药去皮,洗净,切成片。

❷ 将大米、山药、红枣放入锅中,加入适量清水烧沸,再转用小火煮至米烂成粥。

❸ 将冰糖放入锅内,加入少许清水,熬成冰糖汁,再倒入粥锅中,搅匀即可。

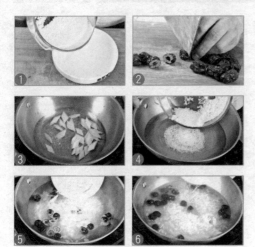

> 功效 此方适合带下,脾肾两虚型。症见带下色白、腰痛者。白或淡黄,质黏稠,无臭味,绵绵不断,纳少便溏。

偏方 3

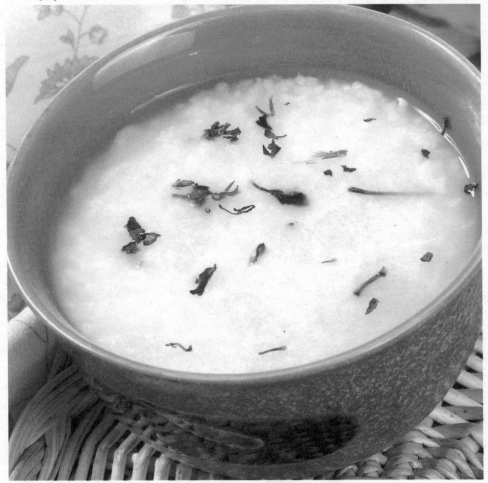

# 马齿苋粥

🍲 **原料** 大米60克, 马齿苋适量。

🍲 **调料** 白糖1大匙。

✂ **制作步骤**

❶ 将马齿苋择洗干净, 沥去水分, 切成2厘米长的段; 大米淘洗干净, 沥去水分。

❷ 锅置火上, 加入清水适量, 放入大米用旺火烧沸, 再转小火煮约30分钟。

❸ 然后放入马齿苋段搅匀, 续煮10分钟, 加入白糖搅拌均匀, 出锅装碗即成。

**功效** 此方适合带下, 湿热下注型。症见带黄阴痒者。

**细说妙方** 马齿苋性寒、味酸, 归肝经、大肠经。有清热利湿、解毒消肿、消炎、止渴、利尿作用。主治痢疾, 肠炎, 肾炎, 产后子宫出血, 便血, 乳腺炎等病症。

偏方 4

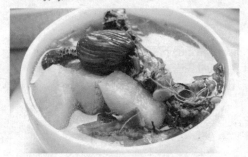

# 参须雪梨乌鸡汤

🔺原料 乌鸡500克，雪梨250克，参须20克，蜜枣20克。

🔺调料 精盐适量。

✂ 制作步骤

❶ 乌鸡洗净，斩件。

❷ 雪梨去核，洗净切块；参须、蜜枣洗净。

❸ 将适量清水放入煲内，煮沸后加入以上材料，猛火煲滚后改用慢火煲2小时，加盐调味即可。

功效 此方适合带下，肾阳虚型。症见白带清冷、量多、质稀薄、终日淋漓，小腹冷痛，腰膝酸软。

偏方 5

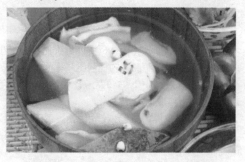

# 冬瓜薏米墨鱼汤

🔺原料 墨鱼200克，冬瓜250克，薏米20克。

🔺调料 精盐适量。

✂ 制作步骤

❶ 冬瓜连皮洗净，切块；薏米洗净，浸半小时；墨鱼洗净，去骨。

❷ 把全部原料放入锅内，加清水适量，大火煮沸后，再用小火续煮1小时，放精盐调味即成。

功效 此方适合带下，脾气虚型。症见带下色白或淡黄，质黏稠，无臭味，绵绵不断，纳少便溏。

# 淡菜排骨汤

🔺原料 猪排骨500克，水发海带200克，淡菜(海红干)50克。

🔺调料 葱段15克，姜片5克，蒜末10克，精盐1小匙，料酒2小匙。

✂ 制作步骤

❶ 将猪排骨洗净，剁成小段，再放入清水中浸泡30分钟，捞出冲净；淡菜用温水泡发，洗净沥干；海带洗净，切成长条块。

❷ 锅中加入适量清水烧沸，先下入排骨段煮开，再撇去浮沫，放入葱段、姜片、蒜末煮至熟烂，然后下入海带块、淡菜煮约15分钟，再

偏方 6

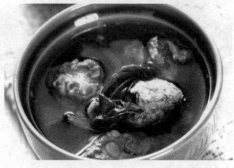

加入料酒、精盐煮至入味，即可出锅装碗。

功效 此方适合带下，阴虚有热型。症见带下量多、色微黄质稀，或带下色黄赤相兼、质稠如糊状，或伴有阴道热辣感觉。

# 贫 血

贫血是指人体外周血红细胞容量减少,低于正常范围下限的一种常见临床症状。我国血液专家认为在我国海平面地区,成年男性血红蛋白(Hb)<120克/升,成年女性(非妊娠)Hb<110克/升,孕妇Hb<100克/升就有贫血。

中医辨证分型

1. 脾气虚弱型:面色萎黄或白,神疲乏力,纳少便溏,舌质淡,苔薄腻,脉细。
2. 气血两亏型:面色苍白,倦怠无力,头晕心悸,少气懒言,舌质淡胖,苔薄,脉濡细。

偏方 1

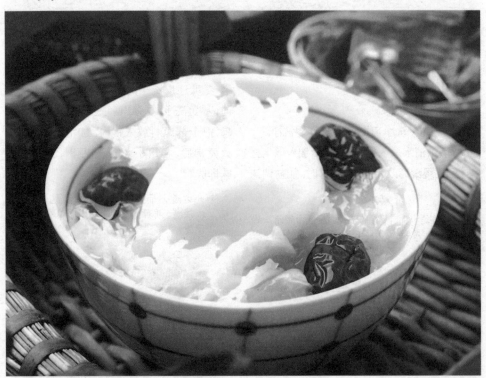

# 银耳鸡蛋红枣糖水

🍲 原料 银耳50克,鸡蛋2个,红枣6枚。

🍲 调料 冰糖适量。

✂ 制作步骤

❶ 银耳提前用清水浸发,洗净撕小朵;鸡蛋煮熟去壳待用。

❷ 煲内放入适量清水,加入冰糖煮沸。

❸ 加入银耳、红枣、鸡蛋用中火煮20分钟即可。

功效 此方适合补血。用于贫血、皮肤苍白无光,体弱无力。症见面色苍白,倦怠无力,头晕心悸,少气懒言,舌质淡胖,苔薄,脉濡细。

偏方 2

# 桂圆炖鸡肉

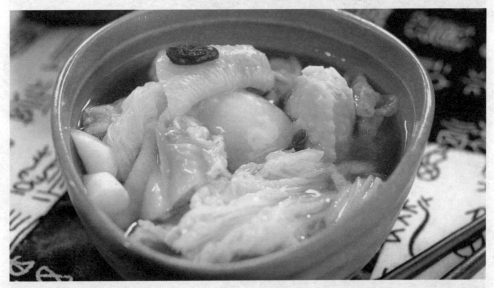

🍲 原料 鸡肉300克，桂圆、鲜笋各50克，娃娃菜100克，蛋清1个。

🍲 调料 精盐、白糖、料酒、植物油各适量。

✂ 制作步骤

❶ 将鸡肉洗净，切成块，加入精盐、料酒、鸡蛋清腌制片刻。

❷ 将鲜笋洗净，切成块；娃娃菜洗净，切瓣。

❸ 锅加油烧热，下入鸡肉、笋块略炒，再加入料酒、精盐、白糖、清水、桂圆烧沸，然后倒入电锅中煲10分钟，放入娃娃菜续煮5分钟即成。

功效 此方适合贫血，气血两亏型。症见面色苍白，倦怠无力，头晕心悸，少气懒言。

---

# 小麦红枣桂圆粥

偏方 3

🍲 原料 小麦100克，糯米100克，红枣10枚，桂圆肉20克。

🍲 调料 白糖适量。

✂ 制作步骤

把小麦淘净，加热水浸发，倒入锅里，煮熟。取汁水，加入糯米、去核的红枣和切碎的桂圆肉，用旺火烧沸，用小火煮成粥，加入白糖即可。

功效 此方适合贫血，气血两亏型。症见面色苍白，倦怠无力，头晕心悸，少气懒言。

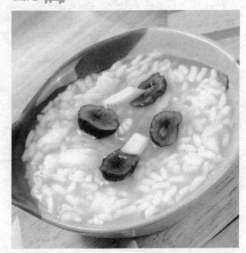

偏方 4

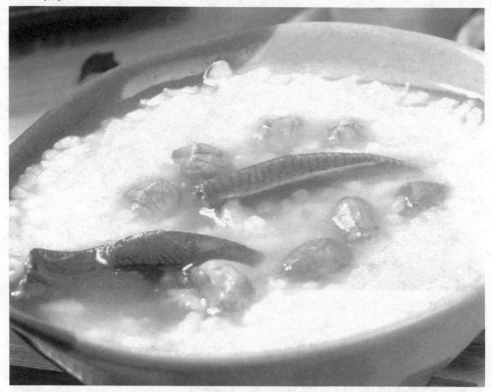

# 生滚泥鳅粥

🍲 **原料** 花生仁100克，鲜活泥鳅100克，大米300克，冲菜1片，香菜末3克，葱花5克。

🍲 **调料** 植物油1大匙，酱油1小匙，精盐1/3小匙，糖1小匙。

✂️ **制作步骤**

❶ 大米用水淘洗净，用精盐稍腌，锅内加水烧滚后与花生仁一同煮。

❷ 将泥鳅剪去背刺及鳍，除去内脏，洗净，沥干水，用少许植物油、精盐、酱油和糖拌匀。

❸ 粥快煮好时加入调味品，下入拌好的泥鳅滚熟即可。

❹ 食用时撒冲菜粒、香菜末和葱花即可。

**功效** 此方适合贫血，气血两亏型。症见面色苍白，倦怠无力，舌质淡胖，苔薄，脉濡细。

**细说妙方** 花生仁性平，味甘，入脾、肺经；具有醒脾和胃，润肺化痰，滋养调气，清咽止咳之功效；主治营养不良，食少体弱，燥咳少痰，咯血，齿衄鼻衄，皮肤紫斑，脚气，产妇乳少等病症。泥鳅味甘、性平，归脾、肝、肾经，有补益脾肾，利水，解毒之功效。主治脾虚泻痢；热病口渴；消渴；小儿盗汗水肿；小便不利，阳事不举；病毒性肝炎；痔疮；疔疮；皮肤瘙痒。

偏方 5

# 紫河车糯米粥

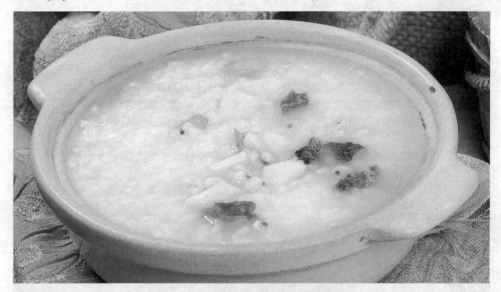

⛰ **原料** 紫河车1个, 糯米150克, 山药30克, 芡实30克。

⛰ **调料** 精盐、味精、胡椒粉各1/2小匙, 姜1块, 葱2段, 料酒2大匙。

✂ **制作步骤**

❶ 紫河车用水反复冲洗干净, 切2厘米宽、4厘米长的块; 山药润透, 切薄片; 芡实、糯米淘洗干净; 姜切片, 葱切段。

❷ 将糯米、紫河车、山药、芡实、姜、葱、料酒同放铝锅内, 加水1500克, 置旺火上烧沸, 再用小火煮35分钟, 加入精盐、味精、胡椒粉即成。每日1次, 早餐食用。

**功效** 此方适合贫血, 血虚型。症见面色苍白, 头晕心悸。

---

# 黄鳝茄子煲

⛰ **原料** 黄鳝300克, 茄子150克。

⛰ **调料** 葱末、姜片、蒜片、白糖、米醋、醪糟、豆瓣酱、酱油、水淀粉、植物油各适量。

✂ **制作步骤**

❶ 黄鳝去掉内脏和杂质, 用清水洗净, 切成段, 加入酱油、醪糟拌匀, 腌10分钟; 茄子去蒂、去皮, 洗净、切成块。

❷ 净锅置火上, 加入植物油烧热, 分别放入黄鳝段、茄子块炸至熟, 捞出沥油。

❸ 锅中留底油烧热, 先爆香姜片、蒜片, 再放入黄鳝、茄子、白糖、米醋、酱油、醪糟、豆

偏方 6

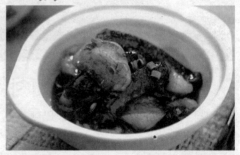

瓣酱炒匀, 盛入煲中, 用小火焖10分钟, 撒上葱末即成。

**功效** 此方适合贫血, 脾气虚弱型。症见面色萎黄或白, 神疲乏力, 纳少便溏, 舌质淡, 苔薄腻, 脉细。

# 痛　经

痛经, 亦称经行腹痛, 指妇女经期或经期前后出现的周期性小腹疼痛。

辨证分型

1. 气滞血瘀型: 症见经前或经期小腹胀痛, 拒按, 经量少或不畅, 经色紫黯有块。

2. 寒湿凝滞型: 症见经前或经期小腹冷痛, 喜暖, 色黯有块, 畏寒便溏。

3. 湿热郁结型: 症见经前小腹痛按之加重, 经来加剧, 低热起伏, 经色黯红, 质稠有块。

4. 气血虚弱型: 症见经期或经后小腹隐痛, 或少腹及阴部空坠感, 喜按, 经量少, 色淡。

5. 肝肾虚损型: 症见经后小腹绵绵作痛, 腰部酸胀, 经色黯淡, 量少, 质稀, 耳鸣。

偏方 1

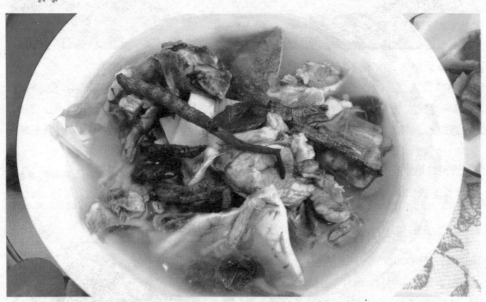

## 圆肉炖甲鱼

🔺原料 甲鱼1只(250克), 桂圆肉、巴戟各10克, 冬虫夏草少许。

🔺调料 精盐适量。

✄制作步骤

❶ 将甲鱼宰杀, 洗涤整理干净, 剁成小块; 冬虫夏草、桂圆肉、巴戟分别洗净, 沥去水分。

❷ 将甲鱼肉、桂圆肉、巴戟、冬虫夏草放入炖盅内, 再加入适量开水, 盖严盅盖。

❸ 放入沸水锅中, 用小火隔水炖约2小时, 加入精盐调味, 取出上桌即成。

功效 此方适合痛经, 肝肾亏损型。症见经后小腹绵绵作痛, 腰部酸胀, 经色黯淡, 量少, 质稀, 耳鸣。

偏方 2

# 香蕉西米羹

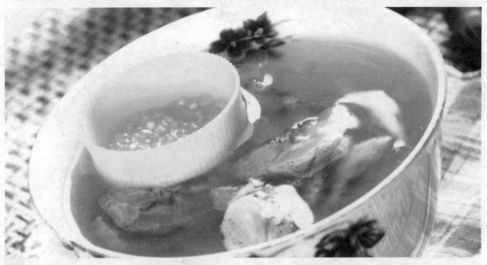

🍃原料 香蕉5根,西谷米75克,玫瑰花瓣3瓣。

🍃调料 糖桂花2克,白糖175克,淀粉1大匙。

✂ 制作步骤

❶ 将西谷米盛入碗中,用冷水浸泡;香蕉去皮,切成指甲大小的片备用。

❷ 炒锅置火上,添入清水煮沸,再倒入西谷米用小火煮至无白心时,加入白糖烧沸,撇去浮沫待用。

❸ 将淀粉用水调稀,入锅勾薄芡,再放入香蕉搅匀,起锅盛入汤碗中,撒上玫瑰花瓣和糖桂花即成。

> 细说妙方　玫瑰花活血祛瘀、理气止痛,是治疗妇女月经不调、痛经闭经之佳品。

---

# 荜茇粥

偏方 3

🍃原料 荜茇6克,肉桂10克,粳米150克。

🍃调料 白糖2大匙。

✂ 制作步骤

❶ 将荜茇打成细末;肉桂用清水冲洗干净;粳米淘洗干净。

❷ 将荜茇、肉桂、粳米同放煲锅内,加水1000克,置旺火上烧沸,再用小火煮35分钟,加入白糖即成。每日1次,早餐食用。

> 功效 此方适合痛经,寒湿凝滞型。症见经前或经期小腹冷痛,甚则牵连腰脊疼痛,畏寒便溏。

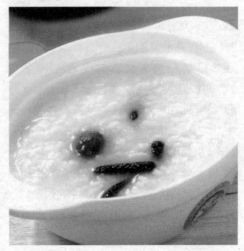

偏方 4

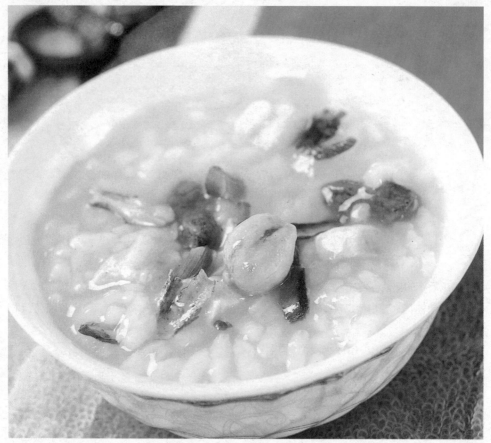

# 四宝鸡粥

🥢 **原料** 大米200克，母鸡肉150克，当归、川芎、白芍、熟地黄各10克。

🥢 **调料** 姜末、葱花、精盐、味精、香油各适量。

✂ **制作步骤**

❶ 将当归、川芎、白芍、熟地黄一起放入锅中，加入适量清水，置火上煎煮取液汁；鸡肉洗净，剁成泥。

❷ 将大米淘洗干净，放入锅中，加入中药液汁、鸡肉泥和精盐，置小火上煮至大米熟烂，再撒上姜末、葱花、味精，淋入香油，即可出锅装碗。

**功效** 此方适合痛经，气血虚弱型。症见经期或经后小腹隐痛，或少腹及阴部空坠感，喜按，经量少，色淡。

> **细说妙方**
>
> 川芎辛，温，入肝、胆经，有行气开郁，法风燥湿，活血止痛之功效；主治风冷头痛旋晕，胁痛腹疼，寒痹筋挛，经闭，难产，产后瘀阻块痛，痈疽疮疡；用于月经不调，经闭痛经，癥瘕腹痛，胸胁刺痛，跌扑肿痛，头痛，风湿痹痛。

偏方 5

# 大麦糯米粥

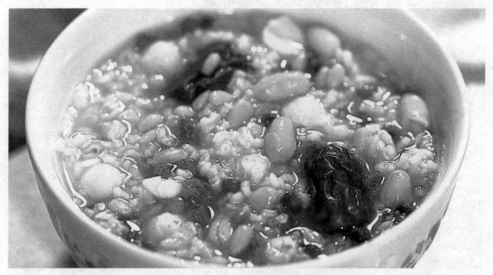

🍚原料 大麦仁270克，糯米30克。

🍚调料 红糖30克。

✂ 制作步骤

❶ 把大麦仁淘净，拿水泡2小时。

❷ 锅上火、加水，放大麦仁，用大火煮开花，放糯米，水沸后，用小火熬到米烂粥稠，加入红糖即可。

功效 此方适合痛经，气血不足型。症见经期或经后小腹隐痛，或少腹及阴部空坠感。

细说妙方 大麦有益气健脾，和胃调中，疏肝利气，回乳之功效。主治食积不化，食欲不振，饱闷腹胀，积滞下痢，妇女断乳或乳汁郁积引起的乳房胀痛。

---

# 金樱子粥

🍚原料 金樱子30克，粳米50克。

🍚调料 白糖1大匙。

✂ 制作步骤

❶ 先将金樱子洗净，把金樱子放入锅内，加水800克，煎煮25分钟，停火，留取汁液，去残渣。

❷ 将粳米用清水反复淘洗干净，除去泥沙杂质，备用。

❸ 将汁液放入锅内，加入粳米煮30分钟，加入白糖搅匀即成。

❹ 食法：每日1次，正餐食用。

偏方 6

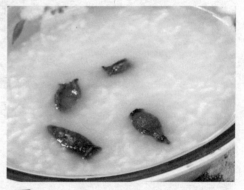

功效 此方适合痛经，肝肾亏损型。症见经后小腹绵绵作痛，腰部酸胀，经色黯淡，量少，质稀，耳鸣。

# 阴道炎

阴道炎是临床以外阴及阴道痛痒不堪，甚或痛痒难忍为主要表现的疾病。中医称为"阴痒"。

1. 滴虫性阴道炎：阴道分泌物增多，白带呈灰黄色泡沫状，质稀薄，有腥臭味；当感染严重时伴有血性或脓性分泌物，外阴及阴道瘙痒，有虫爬感，检查时阴道壁可见红色草莓状突起或出血点，以穹隆部较为明显。

2. 霉菌性阴道炎：外阴瘙痒为主要症状，多自小阴唇内侧开始，以后蔓延到外阴部，瘙痒严重时若抓破表皮易成表浅溃疡，有灼痛感。急性期白带不多，以后渐增加，白带呈豆渣样或水样。检查时可见小阴唇两侧黏膜及阴道壁上有乳白色片状伪膜覆盖，擦去后可见黏膜充血、水肿。

偏方 1

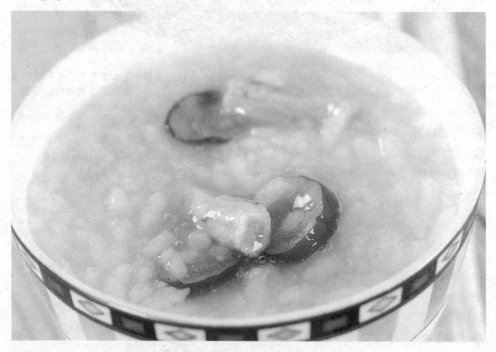

# 山楂丹参粥

🍲 原料 大米100克，干山楂片30克，丹参15克。

🍲 调料 白糖少许。

🎀 制作步骤

❶ 将山楂、丹参分别洗净；大米淘洗干净备用。

❷ 坐锅点火，加入适量清水，放入山楂、丹参煮约15分钟，滤除杂质后加入大米续煮至粥成，再加入白糖调好口味即可。

功效 此方适合阴道炎，肝经湿热型。症见阴部瘙痒，甚则坐卧不安，舌苔黄腻。

偏方 2

# 车前子粥

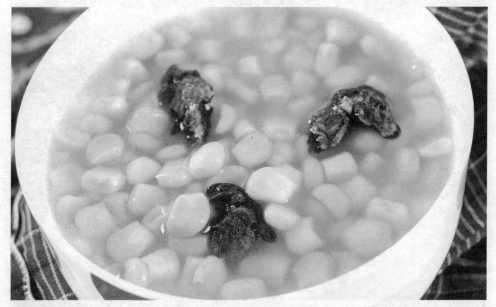

🔺原料 玉米粒100克，车前子25克。

🔺调料 白糖适量。

🎀制作步骤

❶ 将车前子洗净，用纱布包好；玉米粒淘洗干净，放入清水中浸泡2小时。

❷ 铝锅上火，加入适量清水，先放入车前子

煮约15分钟，捞除车前子。

❸ 再加入玉米粒续煮至粥成，然后加入白糖调味，即可出锅装碗。

功效 此方适合阴道炎，肝经湿热型。症见阴部瘙痒，坐卧不安，带下量多，舌苔黄腻。

---

# 苹果粥

🔺原料 大米100克，苹果700克。

🔺调料 白糖4小匙。

🎀制作步骤

❶ 将苹果洗净、去核，切成2厘米见方的块；大米淘洗干净备用。

❷ 将大米、苹果放入铝锅中，加入适量清水，先置旺火上烧沸，再改用小火煮30分钟即成。

功效 此方能有效缓解阴道炎症状。

偏方 3

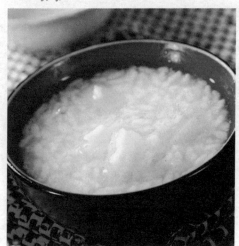

偏方 4

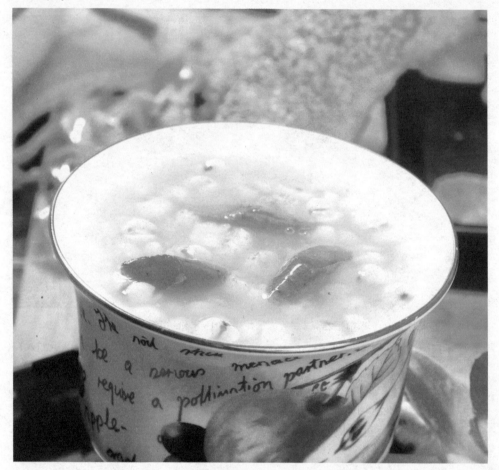

# 薏米党参粥

🥄 **原料** 薏米30克，党参15克，大米200克。

🥄 **调料** 精盐1/3小匙。

✂ **制作步骤**

❶ 把薏米洗净，去杂质；党参洗净，切片；大米淘洗干净。

❷ 将大米、薏米、党参放入锅内，加水1000克，加精盐少许，置旺火烧沸，再用小火45分钟即成。

❸ 食法：每日1次，早餐食用。

**功效** 此方适合阴道炎，孕期外阴瘙痒症。

**细说妙方** 薏米归入脾、肺、肾经，有健脾，补肺，清热，利湿之功效，能去湿除风、清热排脓、除痹止痛，对小便不利、水肿、脚气和风湿疼痛等效果显著。党参性平，味甘、微酸，归脾、肺经，有补中益气，健脾益肺之功效，常用于脾肺虚弱，气短心悸，食少便溏，虚喘咳嗽，内热消渴。

偏方 5

# 山药猪肚粥

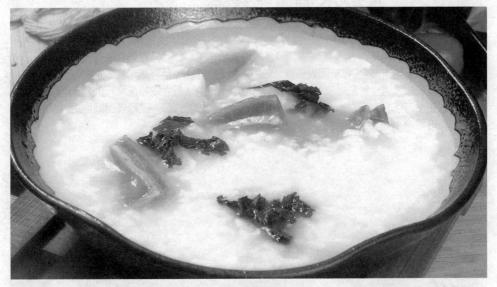

🔺**原料** 山药20克，紫苏20克，陈皮1块，杭菊10克，薄荷15克，猪肚100克，大米50克。

🔺**调料** 葱白3段，精盐1/2小匙。

✂ **制作步骤**

❶ 将上述原料中除山药、大米以外的原料分别洗净，切成碎粒。

❷ 把猪肚用紫苏碎、陈皮碎、杭菊碎、葱碎、薄荷碎、精盐等反复搓揉，洗净腥味，切成3厘米长、2厘米宽的块；山药洗净切块。

❸ 将大米用清水淘洗干净，除去杂质，备用；把猪肚、山药块、大米同放电饭煲内，加水800克，煲熟即成。

**功效** 此方适合阴道炎，热毒型。症见阴部干涩，甚则溃疡，灼热痛痒。

---

# 紫花地丁浴

偏方 6

🔺**原料** 紫花地丁、蒲公英各20克，蝉蜕12克。

🔺**主治** 阴道炎，热毒型。症见阴部干涩，甚则溃疡，灼热痛痒。

✂ **制作、用法**

将上药加水煎煮，滤出药汁，倒入盆内，趁热先熏，温热坐浴外洗阴部。每日1次，每次30分钟。

**功效** 此方具有消肿、消炎、镇痛等作用。

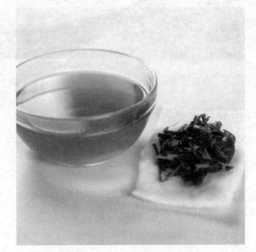

## 月经不调

凡是月经的周期或经量出现异常者，称为月经不调。月经先期：月经周期提前7天以上，甚至1月两潮者。月经后期：月经周期退后7天以上，甚至每隔40～50天一次。月经先后无定期：月经不按周期来潮，或先或后。经期延长：月经周期基本正常，行经时间延长7天以上，甚至淋漓不净达半月之久。月经过多：月经周期正常，而经量明显超过正常月经。月经过少：月经周期基本正常，而经量明显减少，或行经时间缩短，甚或点滴即净。

偏方 1

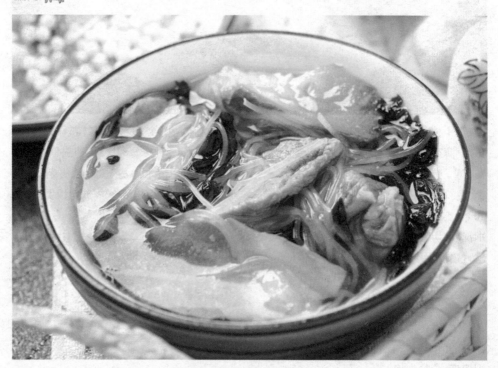

# 丝瓜瘦肉汤

♨原料 猪瘦肉300克，丝瓜150克，粉丝30克，紫菜15克。

♨调料 精盐适量。

✂制作步骤

❶ 将猪瘦肉洗净，切成小片；丝瓜削去外皮，洗净，切成块；粉丝、紫菜分别浸泡至软。

❷ 锅置火上，加入适量清水烧沸，先放入猪瘦肉片、丝瓜块用旺火烧沸。

❸ 再转小火煮约20分钟至熟嫩，然后放入粉丝、紫菜稍煮，加入精盐调味，出锅装碗即可。

功效 此方适合月经先期，肝郁化热型。症见经行先期，量或多或少，色红或紫，或挟有瘀块。

偏方 2

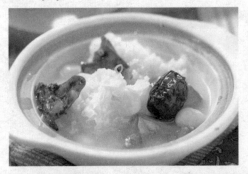

# 银耳银杏乌鸡汤

🔺原料 净乌鸡半只，银杏20克，大枣4枚，银耳10克，香菜末5克。

🔺调料 姜片5克，精盐1小匙。

🎀 制作步骤

❶ 乌鸡洗净，切成块，入水焯烫，捞出沥水；银耳用清水浸透，撕成小朵；大枣、银杏分别洗净。

❷ 汤锅内加入适量清水烧开，放入乌鸡、姜片，用小火煲1小时，再放入银杏、银耳、大枣煲40分钟，然后加入精盐调味，撒入香菜末即可。

偏方 3

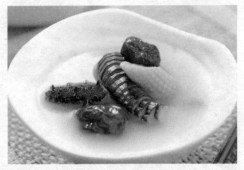

# 玉枣海参

🔺原料 海参2条，玉米笋6个，小黄瓜1根，黄芪40克，红枣5枚。

🔺调料 精盐适量，酱油3小匙。

🎀 制作步骤

❶ 将海参剖开，取出沙肠，洗净沥干；小黄瓜洗净，切成两段，每段划上几刀，但不切断；玉米笋、黄芪、红枣洗净备用。

❷ 砂锅中放入所有原料和调料，再加清水没过原料煮沸，转小火炖至海参烂熟，出锅装碗即可。

---

# 红枣鸡蛋汤

🔺原料 鸡蛋2个，当归10克，红枣4枚。

🔺调料 冰糖适量。

🎀 制作步骤

❶ 将当归、红枣分别洗净，放入砂锅中，加入适量清水用大火煮沸，再转小火炖约10分钟。

❷ 将鸡蛋洗净，放入清水锅中煮至八分熟，捞出用冷水过凉，去除外壳，切成6瓣。

❸ 再放入当归、红枣锅中煮沸，加入冰糖煮至溶化，即可出锅装碗。

偏方 4

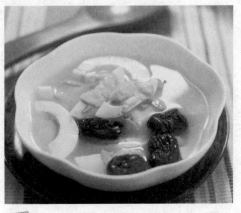

功效 此方适合月经不调，气虚型。症见小腹空坠，神疲乏力，心悸。

偏方 5

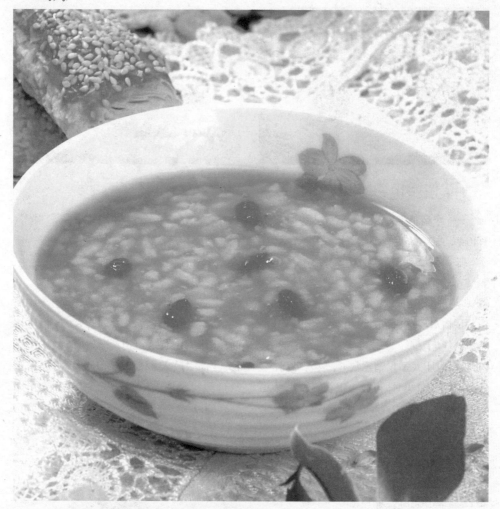

# 糯米阿胶粥

🥢 **原料** 阿胶30克，糯米100克。

🥢 **调料** 红糖10克。

✂ **制作步骤**

❶ 将阿胶捣碎，放入铁锅内，炒至黄色，再研成细粉，待用。

❷ 将糯米淘洗干净，放入铝锅内，加水适量，先置旺火上烧沸，再用小火熬煮到九成熟时，加入阿胶粉和红糖，继续熬煮至熟即成。

**功效** 此方适合月经过少，血虚型。症见月经量少，色鲜红或淡红，腰膝酸软，足跟痛，或头晕耳鸣。

**细说妙方** 阿胶是味甘，性平，归肺、肝、肾经；有补血，止血，滋阴润燥；主治心腹内崩，腰腹痛，四肢酸痛，女子下血，安胎；久服，轻身益气。

偏方 6

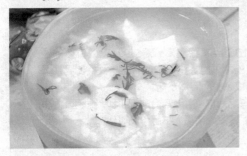

# 红花山药百合粥

🔺 原料 红花6克，山药20克，百合20克，大米100克。

🔺 调料 冰糖2大匙。

✂ 制作步骤

❶ 将百合洗净，浸泡6小时；山药浸泡一夜，切成3厘米见方的薄片；红花洗净。

❷ 大米用清水淘洗干净，除去泥沙杂质，待用。

❸ 将大米、百合、红花、山药同放铝锅内，加水800克，置旺火烧沸，加入冰糖适量，再用小火煮35分钟即成。

偏方 7

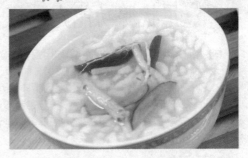

# 党参红枣粥

🔺 原料 党参20克，粳米150克，红枣6枚。

🔺 调料 白糖15克。

✂ 制作步骤

❶ 将党参润透，切成4厘米长的段待用。

❷ 粳米用清水淘洗干净；红枣洗净，去核，备用。

❸ 将粳米、党参、红枣同放铝锅内，加清水800克，置旺火上烧沸，再用小火煮35分钟，加入白糖，搅匀即成。

❹ 食法：每日1次，正餐食用。

功效 此方适合月经后期，气血两虚型。症见经期延后，色暗量少，小腹冷痛，得热则减。

# 鱼香茄子汤

🔺 原料 紫茄子400克，紫苏叶少许。

🔺 调料 葱丝10克，姜片5克，精盐、米醋各1小匙，料酒1大匙，鱼香汁2大匙，高汤1000克。

✂ 制作步骤

❶ 将茄子洗净，去蒂及皮，切成小段，再放入热油锅中煎至熟透，捞出沥油；紫苏叶洗净，切成碎末。

❷ 锅中加入高汤烧沸，先下入姜片、茄子段、精盐、料酒、米醋、鱼香汁煮至入味，再放入紫苏叶、葱丝略煮，即可出锅装碗。

偏方 8

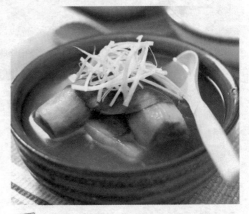

功效 此方适合月经后期，气滞型。症见经期延后，量少色黯有块，小腹胀甚而痛。

# 甲状腺功能亢进症

甲状腺功能亢进症，简称甲亢，是指由于甲状腺激素分泌过多，以致机体的各种组织氧化速度加快和代谢率增高而引起的常见病。多见于20~40岁，女性比男性多3~4倍，起病大多缓慢，但也可因精神创伤或感染而突然发病。

"甲亢"在未完全治愈之前，患者不宜吃海鲜。当甲亢治愈，且甲状腺明显缩小并接近正常后，应逐渐解除对海鲜的"禁令"，以免碘摄入不足引起"甲减"。

偏方 1

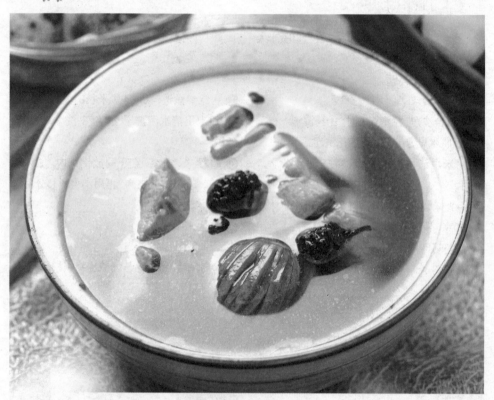

## 桑葚猪腰汤

♣原料 猪腰450克，瘦肉250克，桑葚50克，蜜枣15克，生姜2片。

♣调料 精盐适量。

✂制作步骤

❶ 桑葚浸泡，洗净；蜜枣洗净；生姜洗净，切片。

❷ 猪腰切开，剔除白色筋膜，洗净，飞水；瘦肉洗净，切块，飞水。

❸ 将适量清水放入煲内，煮沸后加入以上材料，猛火煲滚后改用慢火煲2小时，加盐调味即可。

偏方 2

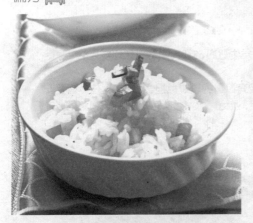

# 柿饼蒸饭

🍎 原料 粳米500克，柿饼150克。

🍎 调料 精盐、味精和熟油各适量。

🎀 制作步骤

❶ 将粳米淘洗干净；柿饼洗净备用。

❷ 将糯米放入大碗中，加入适量清水和柿饼，再入笼置于沸水锅中，用旺火蒸至熟透，然后加入熟油、精盐和味精调匀即成。

功效 此方清热滋阴，健脾安神，常服对甲状腺功能亢进引起的诸多症状优良效果。

偏方 3

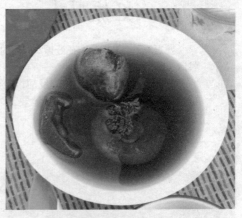

# 罗汉果柿饼汤

🍎 原料 罗汉果1/2个，柿饼3个。

🍎 调料 姜片15克，冰糖适量，料酒少许。

🎀 制作步骤

❶ 将罗汉果、柿饼分别洗净。

❷ 汤锅内加入适量清水，放入罗汉果、柿饼、姜片，用大火煮沸。

❸ 再改用小火煮至汤汁浓稠，然后加入料酒、冰糖调味，即可出锅装碗。

# 党参黑豆煲乌鸡

🍎 原料 乌鸡1只(约500克)，党参1个，黑豆10克，红枣8粒，枸杞子12克，龙眼肉10克。

🍎 调料 精盐、味精各1小匙，料酒1大匙，鲜牛奶2大匙。

🎀 制作步骤

❶ 乌鸡洗涤整理干净，切成小块；党参、枸杞子、红枣、黑豆分别洗净。

❷ 将乌鸡放入沸水锅中焯烫一下，捞出沥干。

❸ 取砂锅，放入乌鸡、党参、黑豆、红枣、枸杞子、龙眼肉及适量清水煮沸，再转小火炖约50分钟，加入精盐、味精、料酒、鲜牛奶煮

偏方 4

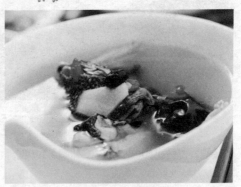

至入味即成。

功效 此方滋阴补肾，养心健脾。适用于甲状腺功能亢进引起的各种症状。

# 妊娠呕吐

妊娠呕吐，是指孕妇在妊娠2～3月时发生恶心、呕吐。一般认为可能与绒毛膜促性腺激素分泌过高有关。

妊娠呕吐属于正常的生理反应，不应有过重的思想负担。孕妇的居住环境要安静、清洁、舒适，心情要乐观，情绪要安定，避免忧虑、烦恼等不快心态，有利于减轻症状。

偏方 1

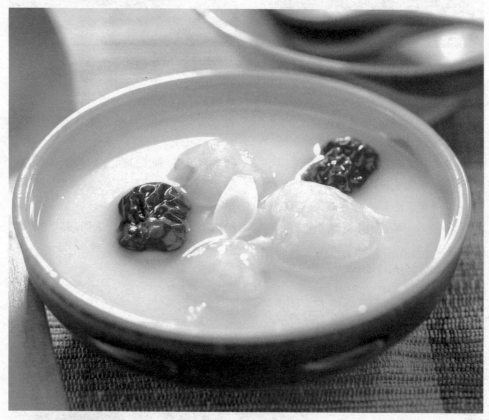

## 杏仁贵妃露

🍚 原料 杏仁奶200克，红枣、桂圆各100克，百合、荔枝各50克。

🍚 调料 冰糖1小匙，草莓酱1大匙。

✂ 制作步骤

❶ 将红枣洗净；百合洗净，切成小块；桂圆、荔枝去皮、取肉，放在一起用清水浸泡1小时备用。

❷ 锅中加入杏仁奶、冰糖烧开，再放入红枣、桂圆、百合、荔枝、草莓酱，然后转小火煮1小时即可。

# 芝麻酿红枣

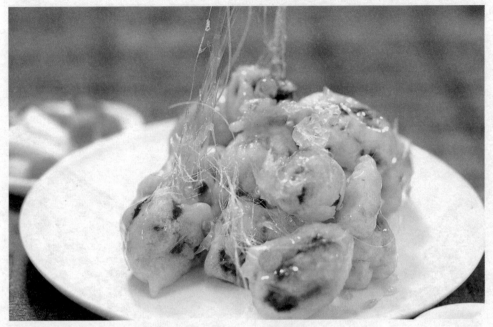

🍃 **原料** 红枣100克，白熟芝麻100克，熟绿豌豆粒200克。

🍃 **调料** 白糖1/2小匙。

🎀 **制作步骤**

❶ 红枣冲洗干净，放入温水浸泡一会儿，取出后去核。

❷ 锅中加入清水烧热，放入白糖熬化，倒入泡发好的红枣，不断铲动。

❸ 待收浓汤汁时，放入熟豌豆粒搅拌均匀，出锅装盘，撒上芝麻，即可上桌。

# 生姜山楂粥

🍃 **原料** 山楂10克，生姜10克，大米100克。

🍃 **调料** 大蒜20克。

🎀 **制作步骤**

❶ 将生姜洗净，切丝，山楂洗净，去籽；大蒜去皮，切薄片；大米用清水反复淘洗干净，除去泥沙及杂质，备用。

❷ 将大米、大蒜、山楂、生姜同放铝锅内，加水800克，置旺火上烧沸，再用小火煮35分钟即成。

提示：粥锅烧开后，撇净浮沫，改用小火慢煮为宜。

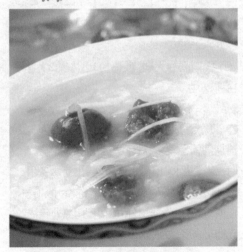

偏方 **4**

# 生姜莲子粥

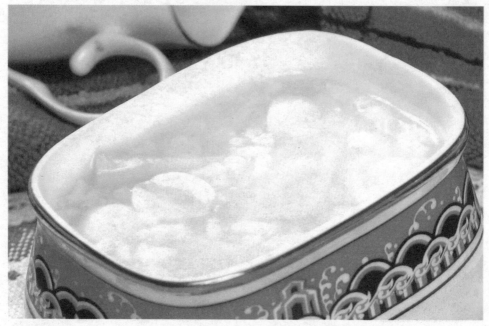

🥄 **原料** 生姜20克, 莲子30克, 大米100克。

🥄 **调料** 白糖15克。

✂ **制作步骤**

❶ 将莲子用清水浸泡一夜, 除去内心; 大米用清水反复淘洗干净, 除去泥沙杂质; 生姜洗净, 切成薄片。

❷ 将生姜、大米、莲子同放炖锅内, 加水800克, 置旺火上烧沸, 再用小火炖煮35分钟, 加入白糖粥稠时出锅即成。

❸ 食法: 每日1次, 正餐食用。

---

# 酸梅小番茄泡菜

🥄 **原料** 小番茄500克, 酸梅(或乌梅)200克, 冷开水250克。

🥄 **调料** 精盐4大匙, 酸梅粉3小包(约2大匙), 白糖120克。

✂ **制作步骤**

❶ 将小番茄洗净, 去蒂, 加入精盐拌匀, 腌渍期间需翻动多次, 至小番茄外皮略起皱纹时, 倒掉盐水, 用清水洗净, 捞出沥水备用。

❷ 将小番茄放入容器中, 加入酸梅、酸梅粉、白糖、冷开水搅拌均匀, 加盖置阴凉处腌渍约3天即可食用, 放入冰箱冷藏约可保存2周。

偏方 **5**

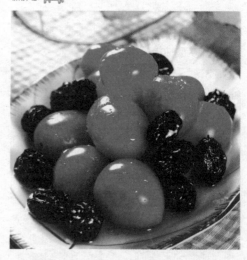

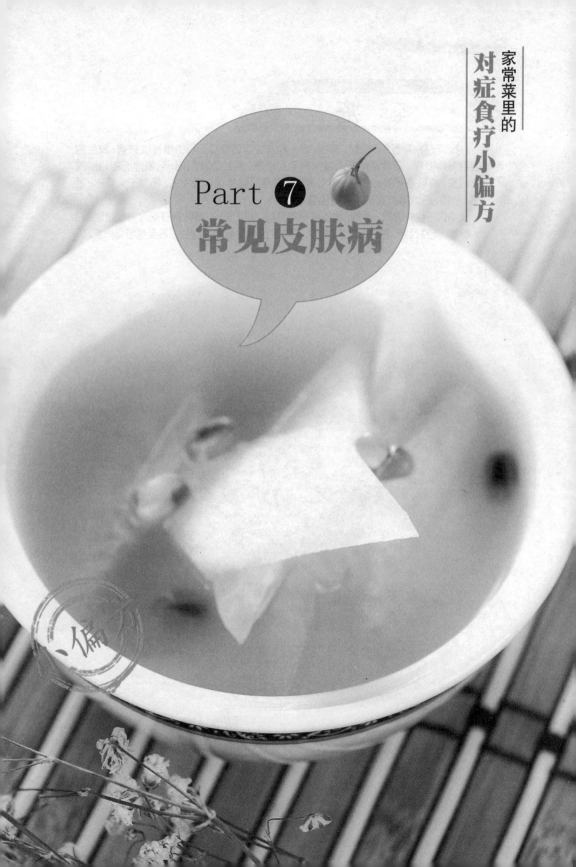

Part **7**
常见皮肤病

## 痤 疮

痤疮俗称青春痘、粉刺、暗疮，是一种发生于毛囊皮脂腺的慢性皮肤病，发生的因素多种多样，但最直接的因素就是毛孔堵塞。毛孔堵塞以后，毛囊里面的油脂排不出来，越积越多就形成一个个小痘痘，青春痘就是这样发生的。多发于头面部、颈部、前胸、后背等皮脂腺丰富的部位。

中医古代称面疮、酒刺，是皮肤科常见病、多发病。主要临床表现为黑头粉刺、白头粉刺、炎性丘疹、脓疱、结节、囊肿，易形成色素沉着、毛孔粗大，甚至疤痕样损害。

偏方 1

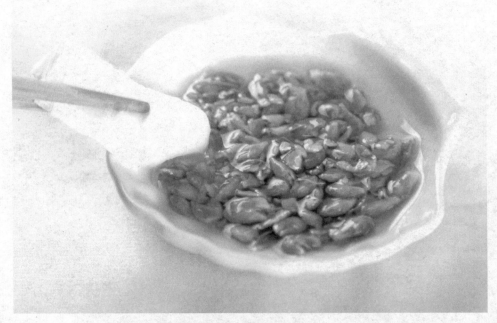

## 橙子核散

♣原料 橙子核适量。

♣主治 各型痤疮。

✖制作、用法

研末，水调，夜夜涂面，晨起洗去。

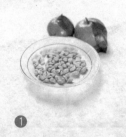 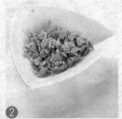

❶ ❷

偏方 2

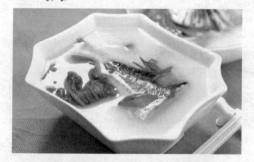

# 荷叶冬瓜鱼尾煲

🍲 原料 草鱼尾1个，冬瓜600克，荷叶半张。

🍲 调料 姜1片，精盐适量，植物油1大匙。

✄ 制作步骤

❶ 将草鱼尾洗净，沥干；冬瓜连皮切成大块；荷叶洗净备用。

❷ 锅中加植物油烧热，下入姜片爆香，再放入鱼尾煎至金黄色。

❸ 砂锅中加入4杯清水烧开，再放入鱼尾、冬瓜煮沸，转小火炖30分钟，然后放入荷叶炖15分钟，加入精盐调味即可。

功效 此方适合痤疮，瘀热型。症见皮疹时久不愈，色黯红，焮热。

偏方 3

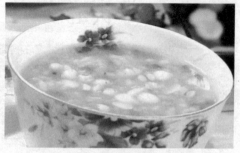

# 加味绿豆粥

🍲 原料 绿豆30～60克，薏米30克，杏仁10克，粳米100克。

🍲 调料 冰糖50克，鲜汤1000克。

✄ 制作步骤

❶ 将绿豆、薏米、杏仁淘洗干净，浸泡后待用。

❷ 粳米100克用水洗净，加入300克清水浸泡30分钟捞出，控水，锅中加入1000克鲜汤煮沸，撇净浮沫加盖，转小火煮约1小时至米粒软烂时，加入绿豆、薏米、杏仁、冰糖同煮成稀粥，每日1～2次，温热服。

# 山楂荷叶煲排骨

🍲 原料 排骨600克，山楂30克，荷叶10克，薏米50克。

🍲 调料 精盐适量。

✄ 制作步骤

❶ 将排骨剁成小块，洗净，入沸水锅中焯烫，捞出沥水备用。

❷ 将山楂、荷叶洗净；薏米用清水浸泡备用。

❸ 砂锅中放入排骨、山楂、荷叶、薏米，加入清水没过原料，用大火煮沸，转小火炖2小时，加入精盐调味即可。

偏方 4

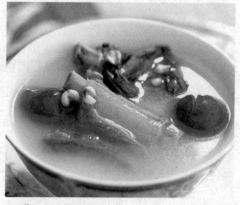

功效 此方适合痤疮，瘀热型。症见皮疹时久不愈，色黯红，焮热。

# 带状疱疹

带状疱疹是由水痘-带状疱疹的病毒所致,具有成簇水疱呈带状分布于身体一侧的皮肤病。经神经呈单侧带状分布,好发于背部、胸部等肋间神经分布处,伴有疼痛。中医称为缠腰火丹。

辨证分型

1. **热盛型**:皮损鲜红,水疱丰满,疼痛剧烈,大便干,小便短赤,舌质红,苔黄白。
2. **湿盛型**:皮损淡红,水疱黄白松弛,疼痛略减,大便不干或略溏,舌苔薄。

偏方 1

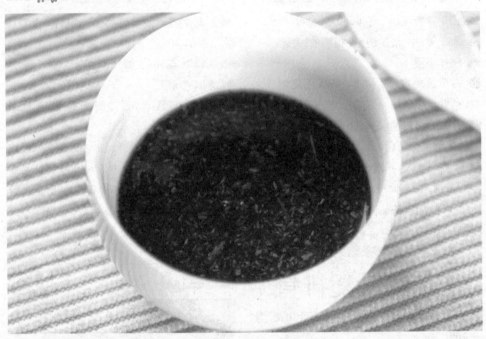

## 二柏疱疹蜜膏

🔺 **原料** 侧柏叶30克,黄柏20克,蜂蜜适量。

🔺 **主治** 带状疱疹,热盛型。症见皮损鲜红,水疱丰满,疼痛剧烈。此方适用于水疱未破者。

✂ **制作、用法**
各药研末,调入蜂蜜。外敷患处。

**细说妙方**

黄柏有清热燥湿,泻火解毒,退虚热之功效;侧柏叶性味苦涩,寒,入心、肝、大肠经。凉血,止血,祛风湿,散肿毒,治吐血、衄血、尿血、血痢、肠风、崩漏、风湿痹痛、细菌性痢疾、高血压、咳嗽、丹毒、痄鰓、烫伤。

偏方 **2**

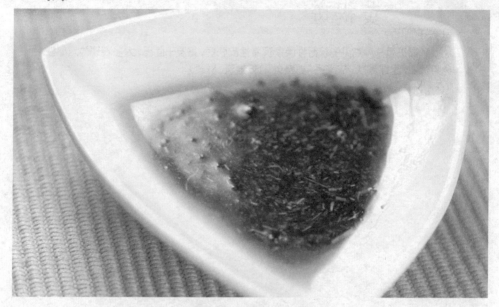

# 龙胆草油膏

🔺 **原料** 龙胆草30克，香油适量。

🔺 **主治** 带状疱疹，热盛型。症见皮损鲜红，水疱破溃。此方适用于水疱已破者。

✂ **制作、用法**
将龙胆草研细末。调入香油，外涂患处。

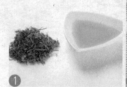 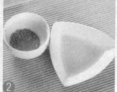

---

# 荸荠鸡蛋敷

偏方 **3**

🔺 **原料** 荸荠5个，鸡蛋1个。

🔺 **主治** 带状疱疹，热盛型。症见皮损鲜红，水疱丰满。

✂ **制作、用法**
荸荠捣烂，用鸡蛋清调匀备用。每日数次，外涂患处。

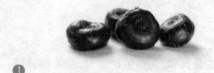

> 细说妙方
> 荸荠性味甘、寒，具有清热化痰、开胃消食、生津润燥、明目醒酒的功效。

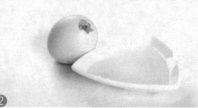

# 黄褐斑

黄褐斑是一种常见的获得性色素沉着性皮肤病，好发于面部，大多表现为对称性色素沉着，呈蝶翼状，故又名"蝴蝶斑"（妊娠斑、肝斑）。

偏方 **1**

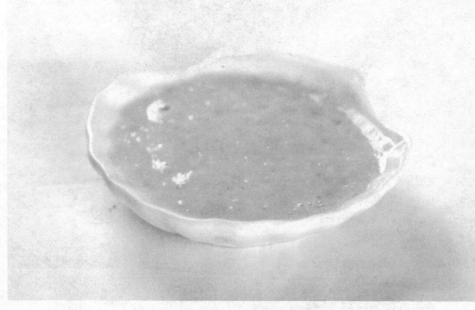

## 杏仁蛋清面膜

🔺**原料** 杏仁、鸡蛋清各适量。

🔺**主治** 黄褐斑。

✂ **制作、用法**

杏仁去皮捣碎，用鸡蛋清调匀。每晚睡前搽脸，早晨用白酒洗去。1个月为1个疗程。

**细说妙方**　杏仁味微甜、细腻，具有润肺、止咳、滑肠等功效，对干咳无痰、肺虚久咳等症有一定的缓解作用；北方产的杏仁则属于苦杏仁（又名北杏仁），带苦味，多作药用，具有润肺、平喘的功效，对于因伤风感冒引起的多痰、咳嗽、气喘等症状疗效显著。

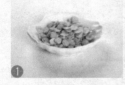
❶

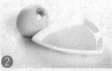
❷

偏方 2

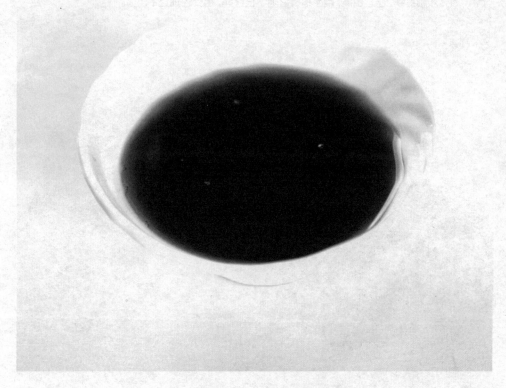

# 公羊牛胆面膜

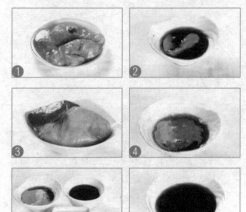

♨原料 公羊胆、牛胆各1个，酒200克。

♨主治 面部黑褐色斑。

✄制作、用法

胆、酒相混，放锅中煎沸即止。每晚用胆酒涂面。

> **细说妙方**　羊胆味苦，性寒，归肝、胆经，有清热解毒、明目退翳、止咳之功效。主治目赤肿痛、翳障、肺痨咳嗽、小儿热惊、咽喉肿痛、黄疸、痢疾、便秘、热毒疮疡等。

# 鸡 眼

鸡眼多发生于足底和趾间，损害为圆锥形的角质增生，表面为褐黄色鸡眼样的硬结，步履疼痛，压之也痛，用手指挤之则不甚疼痛，用针轻挑之不出血。

偏方 1

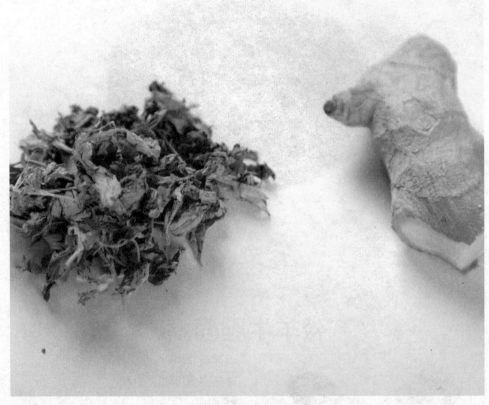

# 生姜艾叶方

🍴 原料 生姜片、艾叶各适量。

🍴 主治 鸡眼。

🎀 制作、用法

❶ 将生姜置患处，将艾叶置于生姜上，用香火烧之，隔日自行脱落即愈。

❷ 本方适用于鸡眼的治疗，若1次不见效，可再来1次，直至痊愈。

> **细说妙方**
>
> 生姜性味辛温，有散寒发汗、化痰止咳、和胃、止呕等多种功效。喝生姜红糖水治感冒；生姜有"呕家圣药"之称；生姜还可用于治疗肠炎、痢疾等；生姜外擦对白癜风、斑秃、手癣也有一定治疗效果。

偏方 2

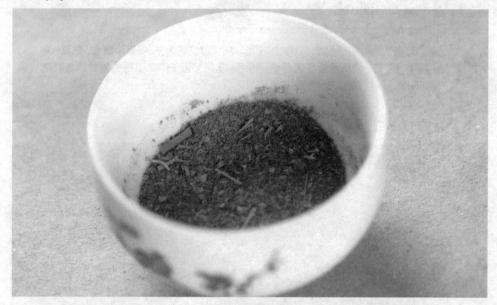

# 车前草敷

♠ 原料 车前草适量。

♠ 主治 鸡眼，症状较轻者。

✂ 制作、用法
捣烂，敷鸡眼处。每日换药1次。

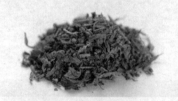

# 荸荠葱头敷

偏方 3

♠ 原料 荸荠1个，葱头1个。

♠ 主治 鸡眼，症状较轻者。

✂ 制作、用法
去皮，共捣如泥。敷于患处，扎定。每日睡前
洗脚后更换1次。

> 细说妙方 葱头性温，味辣，具有散寒、健胃、发汗、去痰、杀菌之功效。

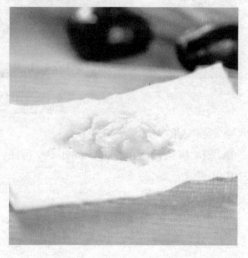

# 酒渣鼻

酒渣鼻认为是由蠕型螨（毛囊虫）引起，皮损以红斑为主，多累及鼻准、鼻翼、两颊、前额等部位。因鼻色紫红如酒糟而得名。本病多见于中年以后的男女或嗜酒之人。临床分3型：红斑型、丘疹型、鼻赘型。

偏方 1

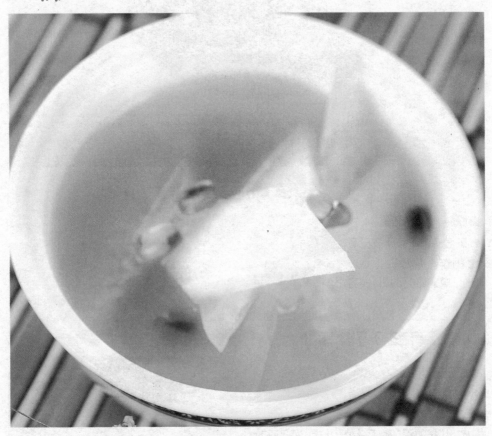

## 绿豆冬瓜汤

🥣 **原料** 冬瓜750克，绿豆250克。

🥣 **调料** 精盐1小匙，味精1/2小匙，清汤1000克。

🎀 **制作步骤**

❶ 将绿豆洗净，放入高压锅中压制15分钟；冬瓜去皮、去瓤、洗净，切成厚片备用。

❷ 坐锅点火，添入清汤，先放入冬瓜片、精盐、味精略煮，再加入煮好的绿豆，用中火炖煮10分钟，即可出锅装碗。

**功效** 此方适合酒渣鼻，丘疹肺热型。症见进辛辣刺激性食物或情绪紧张时丘疹加重。

偏方 2

偏方 3

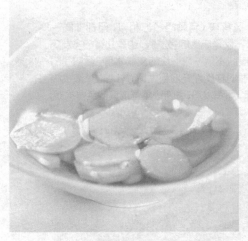

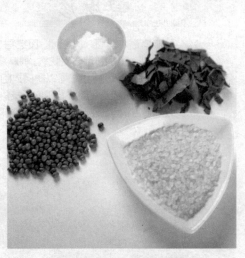

# 茭白敷

🔺原料 鲜茭白30～60克。

🔺主治 酒渣鼻，红斑肺胃积热型。

✂制作、用法
煎服。每日1剂，连服10日。

【说明】本方适用于肺胃积热者。服用此方同时，若用生茭白适量，洗净，捣烂如泥，睡前敷患部，次日晨洗净，可提高疗效。

# 绿豆枇杷粥

🔺原料 绿豆30克，枇杷叶10克，白糖适量，粳米100克。

🔺主治 酒渣鼻，丘疹肺热型。症见进辛辣刺激性食物或情绪紧张时丘疹加重。

✂制作、用法
绿豆浸泡半日，枇杷叶水煎取汁，二者与粳米同煮为粥，将熟时加入白糖调匀即可。

---

# 冬瓜汁

🔺原料 鲜冬瓜1个。

🔺主治 酒渣鼻，红斑热毒型。

✂制作、用法
切开去籽取瓤，用纱布绞汁，外涂鼻部，每日数次，至愈为度。

偏方 4

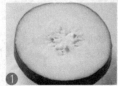
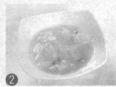

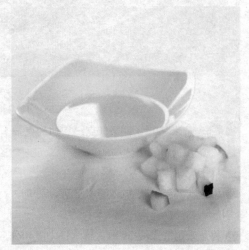

# 荨麻疹

荨麻疹俗称风团、风疹团、风疙瘩、风疹块（与风疹名称相似，但却非同一疾病），是一种常见的过敏性皮肤病。荨麻疹不仅是成人的多发病，也是儿童的多发病、常见病。其症状就是很痒，可以使病人的皮肤出现一块一块的皮肤水肿，像蚊子叮一样，是由各种因素致使皮肤黏膜血管发生暂时性炎性充血与大量液体渗出，造成局部水肿性的损害。其迅速发生与消退，有剧痒，可有发热、腹痛、腹泻或其他全身症状。

偏方 1

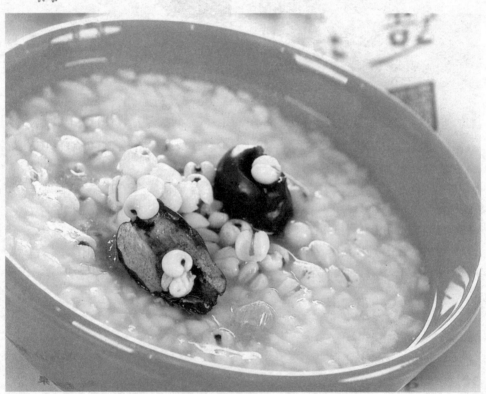

## 薏米红枣粥

🔻原料 薏米300克，糯米50克，红枣150克。

🔻调料 白糖100克，冰糖50克。

🎀制作步骤

❶ 将薏米、糯米分别放入清水浸泡约5小时，淘洗干净。

❷ 将薏米用清水洗净，放入沸水锅中煮40分钟，再下入糯米煮30分钟。

❸ 然后放入红枣、白糖、冰糖煮至米粒开花，盛入碗中即可。

功效 此方适合荨麻疹，风挟湿型。症见皮疹反复发作，气短，食少，呕恶。

偏方 2

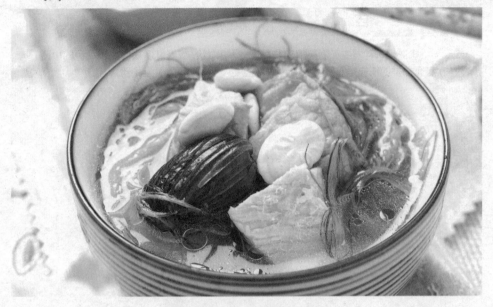

# 玉米须瘦肉汤

🍲 **原料** 猪瘦肉500克，淮山40克，玉米须20克，扁豆30克，蜜枣15克。

🍲 **调料** 精盐适量。

✄ **制作步骤**

❶ 猪瘦肉洗净，切厚片。

❷ 玉米须、蜜枣洗净；淮山、扁豆浸泡1小时，洗净。

❸ 把适量清水煮沸，放入以上所有材料煮沸后改文火煲3小时，加精盐调味即可。

# 丝瓜粉丝汤

🍲 **原料** 丝瓜250克，粉丝25克。

🍲 **调料** 葱段10克，精盐1/2小匙，味精少许，胡椒粉5小匙，植物油4小匙。

✄ **制作步骤**

❶ 将丝瓜切去蒂和把，轻轻刮去少许外皮，洗净，切成滚刀块；粉丝用温水泡软。

❷ 锅置火上，加入植物油烧热，先下入葱段爆香，再放入丝瓜块炒拌均匀。

❸ 然后加入适量清水烧沸片刻，最后放入粉丝稍煮，加入精盐、味精、胡椒粉调好口味，出锅装碗即成。

偏方 3

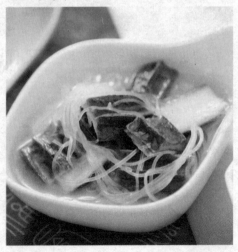

# 雀 斑

◀ 雀斑是一种发生在面部的皮肤损害，呈斑点状，或芝麻状褐色或浅褐色的小斑点。最好发的部位是双颊部和鼻梁部，也可泛发至整个面部甚至颈部。 ▶

偏方 1

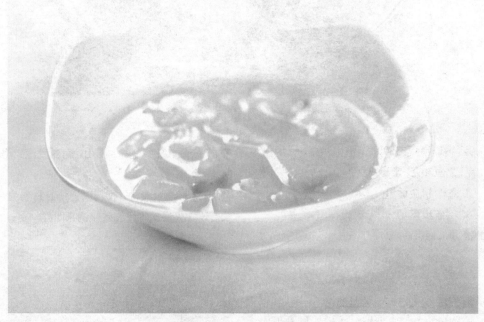

## 冬瓜涂擦

🔸原料 冬瓜1个。

🔸主治 雀斑。

🎀制作、用法

将冬瓜切成方块。连籽入砂锅加酒、水各半，过滤后将滤汁煎浓。用药汁频繁涂于患处。

功效 此方有较强的漂白效果，可以帮助肌肤抵抗氧化，抑制雀斑生成。

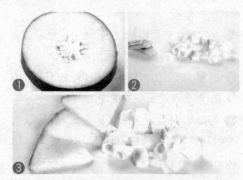

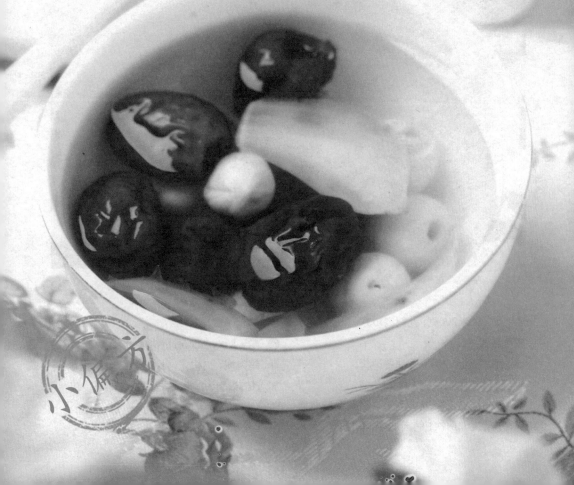

Part **8**
中老年常见病

# 盗 汗

汗证是由于阴阳失调、腠理不固而致汗液外泄失常的病证。主要包括自汗、盗汗。自汗，是指不因外界环境因素的影响，而白昼时时汗出，动辄益甚者。盗汗，是指睡中汗出，醒来汗自消。

辨证分型
1. 肺卫不固型：症见汗出恶风，体倦乏力，面色少华。
2. 营卫不和型：症见汗出恶风，时寒时热。
3. 阴虚火旺型：症见夜寐盗汗，五心烦热。
4. 湿热郁蒸型：症见蒸蒸汗出，汗液易黏，烦躁，口苦、尿黄。

偏方 1

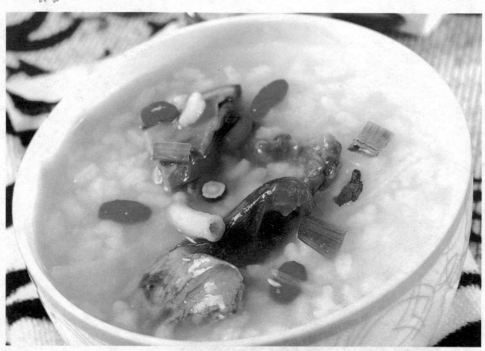

## 鸽杞黄芪粥

🔻原料 大米200克，乳鸽肉100克，枸杞子、黄芪各30克。

🔻调料 精盐、味精、香油各适量。

✂制作步骤

❶铝锅上火，加入适量清水，放入黄芪煎煮取汁，反复取两次；鸽肉洗净，剁成肉泥；大米、枸杞子洗净备用。

❷锅再上火，加入适量清水，放入大米、黄芪汁、鸽肉泥、枸杞子，小火煮至米烂粥稠，再加入精盐、味精，淋入香油，拌匀即可装碗。

功效 此方适合自汗，阳气虚弱，肺卫不固型。症见汗出恶风，体倦乏力，面色少华。

偏方 2

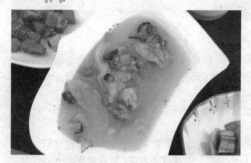

# 党参玉竹牡蛎汤

🔺原料 鲜牡蛎肉100克, 党参、玉竹各30克。

🔺调料 精盐适量。

✂制作步骤

❶ 将党参、玉竹洗净; 鲜牡蛎肉洗净, 沥干水分备用。

❷ 锅置旺火上, 加入适量清水, 再放入党参、玉竹、牡蛎肉煮沸后, 然后转文火续煲1小时, 再放入精盐调味即成。

功效 此方适合盗汗, 阴虚型。症见夜寐汗出, 五心烦热。

偏方 3

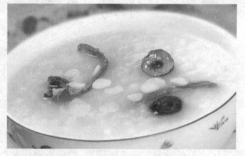

# 栝楼杏仁粥

🔺原料 栝楼15克, 杏仁10克, 粳米100克, 红枣4枚。

🔺调料 冰糖25克。

✂制作步骤

❶ 把栝楼洗净, 杏仁去皮、尖, 将栝楼、杏仁用100克水煮25分钟, 去渣留汁液待用。

❷ 粳米淘净, 红枣去核, 同放锅内, 加入清水800克, 用旺火烧沸, 加入已备好的汁液和冰糖, 米熟透即成。

❸ 食法: 每日2次, 早、晚餐食用。

功效 此方适合盗汗, 阴虚型。症见烦渴, 五心烦热。

# 荆芥粥

🔺原料 荆芥穗30克, 薄荷30克, 豆豉30克, 粳米100克。

🔺调料 精盐、味精各1/3小匙。

✂制作步骤

❶ 将荆芥穗、薄荷洗净, 一同和豆豉放入铝锅内, 加水适量, 置旺火上烧沸, 再用小火熬煮15分钟, 去渣, 留汁待用。

❷ 将粳米淘洗干净, 放入铝锅内, 加入备好的汁液, 置旺火上烧沸, 加入精盐少许, 再用小火煮熟即成, 出锅可酌加味精调味。

偏方 4

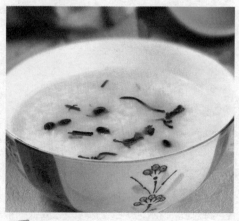

功效 此方适合各种原因所致手足汗多。

# 耳鸣、耳聋

　　耳鸣是听觉功能紊乱所致的一种常见症状，是指一种在没有任何外界刺激条件下，人耳主观感受到的异常声音感觉。几乎每个人均有生理性耳鸣的感受，超过生理限度者称为症状。

　　中医认为，本病是由于肝火亢盛，痰火阻滞，上扰于耳，或肾精亏虚，脾胃虚弱，不能上充于清窍，耳部经脉空虚所致。

　　耳聋是听觉传导路器质性或功能性病变导致不同程度听力损害的总称，程度较轻的耳聋有时也称重听，显著影响正常社交能力的听力减退称为聋。耳聋是影响人类生活质量最主要的问题之一。

偏方 1

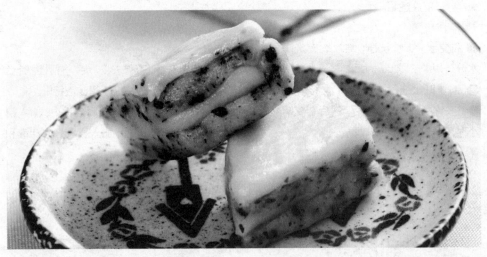

## 芝麻奶层酥

🔺原料 马蹄粉560克，黑芝麻300克，炼乳580克。

🔺调料 白糖1200克，植物油适量。

✄制作步骤

❶ 将黑芝麻炒熟，加入清水500克磨成稠糊状，再加入白糖500克熬化，然后取马蹄粉280克、清水1000克调匀，冲入煮开的芝麻浆中，制成芝麻糕浆备用。

❷ 将炼乳、清水500克、白糖700克放入锅中煮化，再取马蹄粉280克、清水1000克调匀，冲入烧开的乳浆中，制成牛奶糕浆待用。

❸ 取6厘米高、32厘米长的正方形糕盘，抹匀一层植物油，先装入牛奶糕浆600克，入笼蒸5分钟，再倒入芝麻糕浆600克续蒸5分钟，如此反复蒸至最后一层，加盖蒸约20分钟，取出晾凉，切成菱形块，即可装盘上桌。

功效 此方适合耳鸣耳聋，肝胆湿热型。症见两耳蝉鸣，持续不断，耳聋，听音不清，耳内闭塞感，胸闷，痰多。

偏方 2

# 海蜇头拌苋菜

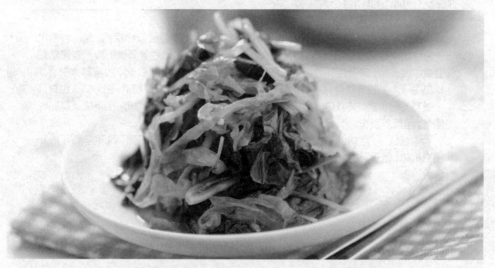

☘原料 苋菜250克, 水发海蜇头150克。

☘调料 葱丝20克, 精盐、白糖、米醋、味精各1小匙, 香油1/2小匙, 花椒油适量。

✖ 制作步骤

❶ 水发海蜇头洗净, 放入大瓷碗中, 加入沸水浸泡20分钟, 捞出, 用冷水洗净, 切成均匀的丝。

❷ 苋菜洗净, 下入沸水锅中, 加入少许精盐, 用大火烧沸, 焯至熟烂, 捞入冷水中浸泡至凉透, 捞出沥水, 切成3厘米长的段。

❸ 将苋菜段、海蜇头丝放入大碗中, 加入米醋、味精、白糖、精盐拌匀, 码入盘中, 再撒上葱丝即成。

功效 此方适合耳鸣耳聋, 肝胆湿热型。症见两耳蝉鸣, 持续不断, 耳聋, 听音不清, 耳内闭塞感, 胸闷, 痰多。

---

# 桑叶菊花竹叶茶

偏方 3

☘原料 嫩桑叶、白菊花各5克, 苦竹叶20克。

☘主治 耳鸣耳聋, 肝火上扰型。症见耳鸣如风声。耳聋时轻时重, 随情志变化而波动。

✖ 制作、用法

上药用沸水泡闷2分钟后即可代茶饮之。

【说明】桑叶性味苦寒, 入肝、肺经, 具有清肝火, 疏风清热的功效。配以菊花来增强药效, 使肝火平熄, 火熄则耳鸣等症得消。苦竹叶则能清心火, 除烦, 生津。

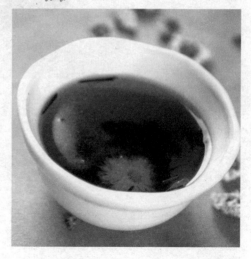

# 风湿性关节炎

　　风湿性关节炎是一种与溶血性链球菌感染有关的变态反应性疾病，是一种常见的急性或慢性结缔组织炎症，可反复发作并累及心脏。风湿性关节炎的典型表现是轻度或中度发热，游走性关节炎，以成人多见，受累关节多为膝踝、肩、肘腕等大关节，常见由一个关节转移至另一个关节，病变局部呈现红肿、灼热、剧痛，部分病人也有几个关节同时发病，关节功能因疼痛轻度受限。如累及膝关节则行走、上下楼及蹲站时困难。呈反复发作，遇天气变化（刮风、下雨、阴天）时加重。

　　中医认为，该病的病因病机是先天不足、营血亏虚、卫气不固、风寒湿热等病邪侵犯机体，阻于经络，留注关节，累及内脏而致。

偏方 1

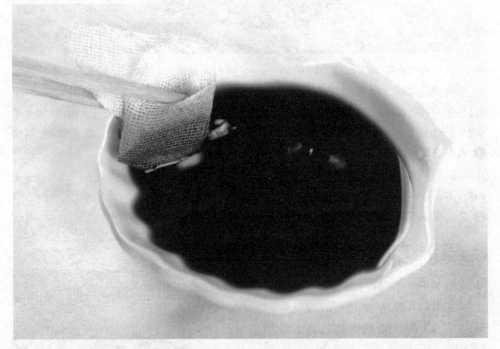

## 葱醋消肿贴敷

⏥原料 葱白50克，陈醋1000克。

⏥主治 急性风湿性关节炎。症见急性关节肿痛。

✄制作、用法

❶ 先煎醋剩至一半时，加入切细的葱白，再煮二沸，过滤后，以布浸醋。

❷醋液趁热裹于患处，每日2次。

> 细说妙方
>
> 　　葱白辛温，发散风寒，有发汗解表的作用，能通阳气而散阴寒，适用于阴寒里盛、阳气不振的下利、脉微等症。

偏方 **2**

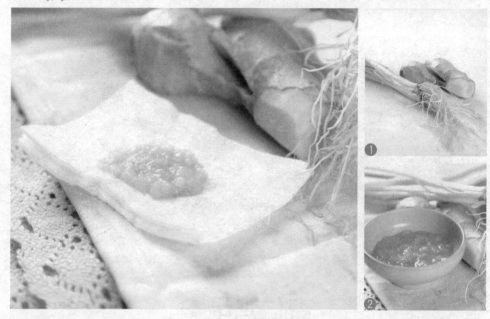

# 祛风暖膏

⚯ **原料** 连须葱白50克, 生姜500克, 食醋适量。

⚯ **主治** 急性风湿性关节炎。症见关节冷痛。

✂ **制作、用法**

❶ 将连须葱白、生姜捣烂取汁, 将食醋倒入

锅内煮沸后, 倒入葱姜汁调。

❷ 成膏状, 摊在五层纱布上, 敷于患处。

---

# 姜泡辣椒

偏方 **3**

⚯ **原料** 嫩姜、青辣椒各250克。

⚯ **调料** 精盐2大匙, 白酒、白醋各5大匙。

✂ **制作步骤**

❶ 将嫩姜洗净, 切去外皮; 青辣椒去蒂及籽, 洗净, 与嫩姜分别置通风处晾晒6小时, 至表面无水分, 放入坛中备用。

❷ 锅中加入适量清水烧沸, 加入精盐、白酒和白醋调匀, 出锅晾凉, 倒入盛有嫩姜和青辣椒的坛中, 密封浸泡3天即可。

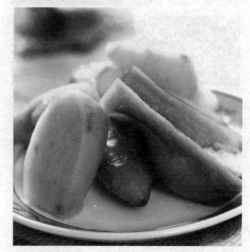

偏方 4

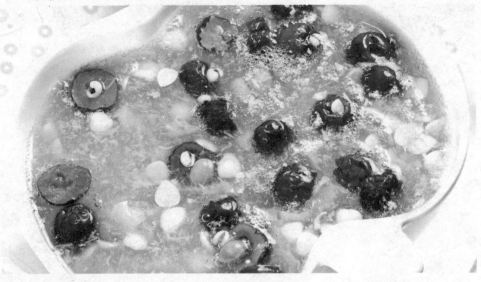

# 杏仁鸡蛋羹

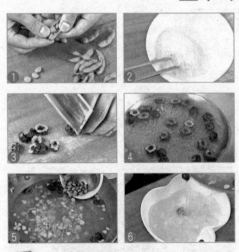

**功效** 此方适合风湿性关节炎，风热偏盛型。症见关节疼痛，局部红肿灼热，得冷稍舒，兼见发热、恶风。

🥄**原料** 薏米150克，鲜毛豆100克，甜杏仁50克，鸡蛋清3个，红枣适量。

🥄**调料** 蜜糖适量。

✂**制作步骤**

❶ 鲜毛豆放入沸水锅内煮3分钟，捞出过凉，去皮取豆。

❷ 鸡蛋清放入大碗中，用筷子抽打均匀至散；薏米用清水洗净并浸泡15分钟，捞出薏米，沥净水分。

❸ 甜杏仁用温水泡软，剥去外皮，用沸水焯烫一下，捞出。

❹ 红枣去掉果核，用清水洗净，切成小片。

❺ 锅置火上，加入清水烧沸，放入大枣焯烫片刻，捞出。

❻ 将薏米、甜杏仁、红枣放入净锅内，加入适量清水烧沸；转小火煲约1小时，再放入毛豆粒继续煲约半小时。

❼ 趁热冲入盛有鸡蛋清的大碗内，再加入蜜糖调匀即可。

偏方 5

# 巨胜酒

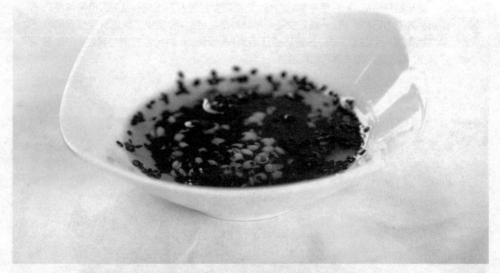

🔺**原料** 巨胜子（芝麻，炒香）300克，薏米300克，大生地480克，白酒1500克。

🔺**主治** 风湿性关节炎，肝肾亏损型。症见发病缓慢，腰膝疼痛。

🎀 **制作、用法**

将炒香的芝麻、薏米、大生地装入纱布袋中，加入1500克白酒中浸泡10～15日，取上清液即得。每服约30克，每日2次。

> 薏米性味甘淡微寒，有利水消肿、健脾去湿、舒筋除痹、清热排脓等功效，为常用的利水渗湿药。

---

# 五豆汤

偏方 6

🔺**原料** 红腰豆、黑豆、青豆、芸豆、黄豆各20克，生甘草10克。

🔺**调料** 白糖适量。

🎀 **制作步骤**

❶ 将红腰豆、黑豆、芸豆、黄豆分别用清水泡涨；青豆、甘草洗净备用。

❷ 锅置火上，加入适量清水煮滚，再放入所有原料，加入白糖，用大火煮开，然后转小火煮40分钟即可。

**功效** 此方能有效缓解风湿性关节炎的疼痛。

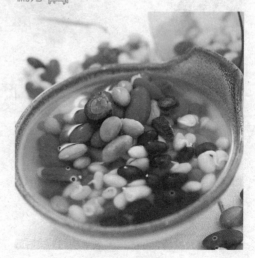

# 更年期综合征

更年期综合征，亦称绝经期综合征，是指妇女绝经前后出现一系列以植物神经功能紊乱为主的妇科疾病。一般妇女在45～55岁是绝经时期，卵巢功能逐渐衰退到最后趋向消失的一个过渡阶段，生育功能开始消失，无排卵，月经紊乱或绝经。多由雌激素减少，内分泌功能失调等因素所致。

偏方 1

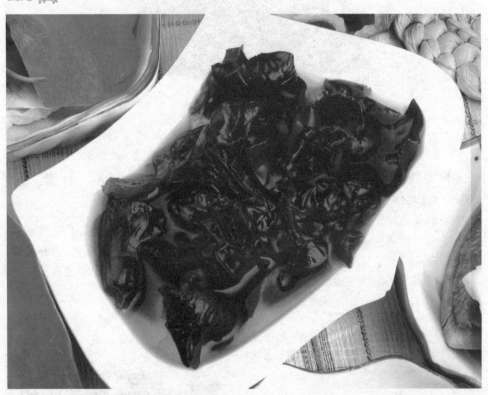

## 香菇木耳淡菜汤

🔺原料 淡菜30克，香菇15克，木耳50克。

🔺调料 精盐适量。

🎀制作步骤

❶ 将香菇去根，浸软、洗净；木耳用清水泡开，择洗干净；淡菜用清水浸软，洗净备用。

❷ 锅置火上，加入适量清水，放入香菇、淡菜，用武火煮沸，再转文火煮半小时，然后放入木耳煮10分钟，加入精盐调味即成。

功效 此方适合更年期综合征，或经期、妊娠期、产后、更年期癥病。

细说妙方 黑木耳凉血止血，益气润肺，滋阴润燥，护肤美容，养胃健脾。对痔疮出血、久病体虚等症，最为适宜。

偏方 [2]

# 黑芝麻甜奶粥

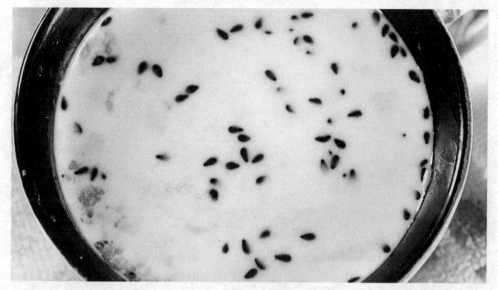

🔺原料 稠粥250克，鲜牛奶1杯，熟黑芝麻适量。

🔺调料 白糖1大匙。

🎀 制作步骤

锅中放入稠粥，加入鲜牛奶，先用中火烧沸，再加入白糖搅匀，撒上黑芝麻，出锅装碗即可。

功效 此方适合更年期综合征，肾阴虚型。症见头目眩晕耳鸣，面部烘热汗出，五心烦热，腰膝疫痛，月经规律紊乱。

细说妙方 牛奶具有补虚损，益肺胃，生津润肠之功效，用于久病体虚、气血不足、营养不良等。

---

# 养颜益寿粥

偏方 [3]

🔺原料 黑米150克，人参2棵，枸杞子10克，葡萄干10克，大枣30克，核桃仁20克。

🔺调料 冰糖20克。

🎀 制作步骤

❶ 黑米用清水洗净，控干水分；人参洗净切片。

❷ 锅内加适量清水烧开，加入黑米、大枣、核桃仁、人参煮开，转中火煮40分钟。

❸ 锅中继续加入枸杞子、葡萄干、冰糖，煮至冰糖溶化即可。

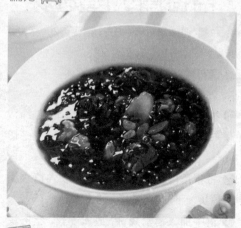

功效 此汤补气益胃、润肠养颜。

# 八宝酿藕

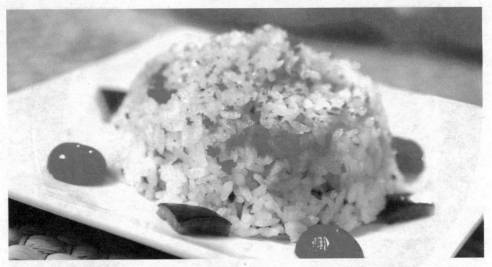

🍲 **原料** 鲜藕500克，糯米200克，蜜樱桃50克，橘红、瓜片、百合、莲米、芡实、薏米各25克。

🍲 **调料** 白糖10克，网油20克。

✂ **制作步骤**

❶ 将鲜藕削去一头(以露孔为度)，洗净，将糯米由藕孔装入抖紧，用刀背拍孔口使之封闭不漏，入沸水锅中煮熟，捞入清水中漂凉，刮去藕面粗皮，切成6.5毫米厚的圆片备用。

❷ 将剩余糯米淘洗干净，同洗净的百合、芡实、薏米加入清水，上笼蒸熟；瓜片、橘红切成指甲片；蜜樱桃一切两半待用。

❸ 将网油铺在碗底，放入以上原料，撒入白糖，上笼蒸至极烂，取出翻扣在圆盘内，揭去网油，再将其余白糖收成糖汁浇上即成。

---

# 百合扇贝蘑菇汤

🍲 **原料** 速冻扇贝肉400克，猪瘦肉200克，蟹味菇、蕨菜各100克，百合50克。

🍲 **调料** 生姜1块，精盐适量。

✂ **制作步骤**

❶ 将速冻扇贝肉解冻；蟹味菇去蒂、洗净；蕨菜洗净，切成小段；生姜去皮、洗净，切成丝。

❷ 将猪瘦肉洗净，切成小块，放入清水锅中焯烫一下，捞出洗净，沥去水分。

❸ 锅中加入清水烧沸，放入姜丝、猪肉块煮20分钟，再放入蟹味菇、百合、蕨菜、扇

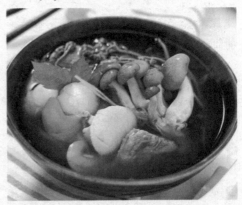

贝肉，转小火煮30分钟，加入精盐调味，出锅装碗即可。

偏方 6

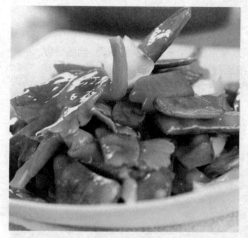

偏方 7

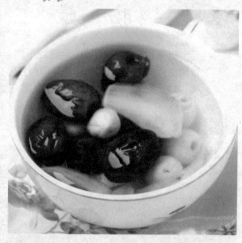

# 荷兰百合北风菌

🍲 **原料** 北风菌150克，荷兰豆100克，百合50克，胡萝卜片、姜蓉少许。

🍲 **调料** 白酱油1小匙，白糖1/2小匙，精盐1小匙，蘑菇汁1/2杯，水淀粉、植物油各适量。

✂ **制作步骤**

❶ 北风菌切片，荷兰豆去筋切段，百合备用。

❷ 锅入植物油烧热，先将姜蓉炒香，再下入原料、调料炒至入味，水淀粉勾芡，出锅即可。

# 莲子百合红枣糖水

🍲 **原料** 莲子、百合各100克，红枣20克。

🍲 **调料** 冰糖适量。

✂ **制作步骤**

❶ 红枣去核洗净；莲子、百合用清水浸泡，洗净待用。

❷ 锅内加入清水，将红枣、莲子、百合放入，加盖煮开后改慢火煮40分钟。

❸ 放入冰糖煮至完全溶化即可。

# 枸杞子菊花牛冲

🍲 **原料** 牛冲1件，枸杞子、干菊花各少许。

🍲 **调料** 葱段、姜片、精盐、白糖、鸡精、料酒、清汤各适量。

✂ **制作用法**

❶ 牛冲洗涤整理干净，泡发回软，切成鞭花；枸杞子、干菊花用温水浸泡回软。

❷ 不锈钢锅中加入清汤、料酒、精盐、白糖、鸡精、葱段、姜片，上火烧沸。

❸ 再下入牛冲炖至入味，捞出，按位分装在紫砂炖盅内，再加入枸杞子和菊花，浇入原汁，上屉蒸15分钟，取出上桌即可。

偏方 8

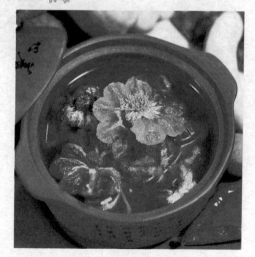

# 眩 晕

眩晕,是指眼花头晕。目眩即眼睛发花,视物模糊;头晕即头脑晕转,自感外界景物旋转,站立不稳。两者往往同时并见,故统称为眩晕。多由贫血、脑外伤、颅内疾病、神经衰弱、内分泌疾病、五官疾病、心脑血管疾病等疾病所致。

偏方 1

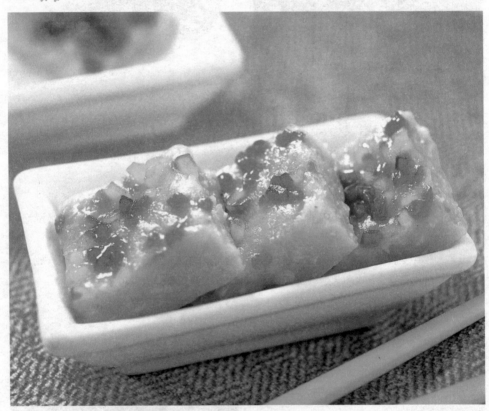

## 五彩山药糕

🔺原料 大米粉750克,山药350克,莲子50克,芡实50克,果脯适量。

🔺调料 白糖1小匙。

✄制作步骤

❶ 将山药、莲子、芡实分别洗净,去皮,放入沸水锅中焯熟,捞出沥干,碾压成泥状。

❷ 将大米粉、山药、莲子、芡实泥、白糖及适量清水搅拌均匀。

❸ 蒸锅加入适量清水,上火煮沸,屉上垫上湿屉布,放入和匀的米粉,轻轻抹平。

❹ 将果脯切成小丁,均匀地撒在米粉上,盖上盖,用大火蒸约40分钟至熟,取出晾凉,切成小块,即可上桌。

偏方 2

# 山药葡萄粥

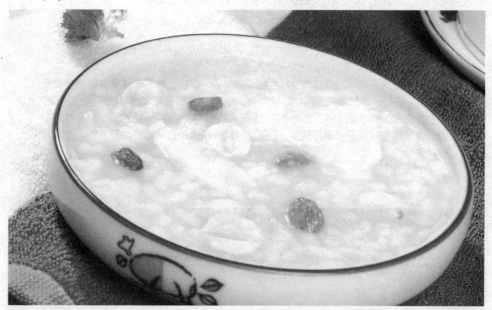

🔺原料 大米100克，山药、莲子、葡萄干各50克。

🔺调料 白鲜汤1000克，白糖1大匙。

✂ 制作步骤

❶ 山药削去外皮，用清水洗净，切成薄片；莲子浸泡至软，去掉莲子心；葡萄干洗净。

❷ 大米用清水反复淘洗干净，除去沙粒、杂质，放入净锅内，加入清汤，置于火上烧沸。

❸ 加入莲子和葡萄干，用小火熬煮约30分钟，再放入山药片，继续煮10分钟至米熟，加入白糖拌匀即可。

---

# 猪脑粥

🔺原料 大米100克，猪脑1副，枸杞子少许。

🔺调料 葱末、姜末、精盐、味精、料酒各少许。

✂ 制作步骤

❶ 将猪脑放入清水中浸泡片刻，挑除血筋，再下入沸水中焯烫一下，捞出沥水，装入碗中，加入葱末、姜末、料酒，入笼蒸熟；大米淘洗干净。

❷ 坐锅点火，加入清水烧开，先放入大米、枸杞子和蒸猪脑的原汤熬煮至粥成。

❸ 再加入猪脑、精盐、味精，并用手勺将猪脑捣散，待再次煮滚后，撒上葱末即可。

偏方 3

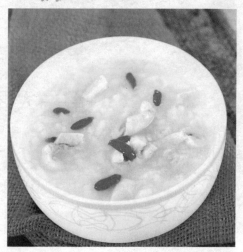

# 帕金森病

帕金森病又称震颤麻痹,是指中老年人一种常见的慢性神经系统退行性疾病,尤多见于老年人。发病率随年龄的增长而增高。

帕金森病在临床上可分为症状性和原发性两种。症状性帕金森病又称帕金森氏综合征,可由脑炎、一氧化碳中毒、锰中毒、药物、外伤以及脑动脉硬化等所引起。药物性帕金森氏综合征常由于吩噻嗪类、丁酰苯类和利血平类药物所引起。原发性帕金森氏病是慢性神经系统退行病变,主要是中脑的黑质和纹状体的神经介质多巴胺减少所引起。

偏方

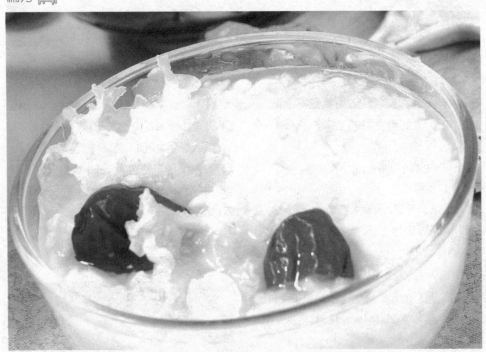

# 莲子大枣银耳粥

🔺原料 大米100克,银耳25克,大枣2枚,莲子、枸杞子各10克。

🔺调料 冰糖3大匙。

🎀制作步骤

❶ 银耳用温水浸泡至发涨,换清水洗净,去蒂,撕成小块;大枣洗净,泡软去核。

❷ 枸杞子用清水洗净,沥水;莲子用清水浸泡至软,去掉莲子心,再换清水漂洗干净。

❸ 把大米淘洗干净,放入锅内,加入适量清水熬煮成大米粥。

❹ 下入银耳块、大枣、莲子、枸杞子和冰糖,继续用小火熬煮至黏稠,出锅即可。

偏方 2

# 银耳大枣莲子羹

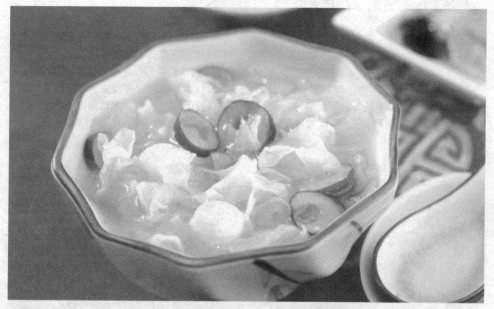

🔻 原料 莲子150克，银耳50克，大枣5枚。

🔻 调料 冰糖100克。

🎀 制作步骤

❶ 将银耳放入盆中，加入温水浸泡30分钟，使其充分发透，去蒂、洗净，撕成小朵。

❷ 锅置火上，加入适量清水，放入银耳烧沸，转小火熬煮约2小时至软烂，捞出沥水。

❸ 莲子放入锅中，加入清水煮至熟透，捞出，用牙签去除莲心；大枣洗净、去核。

❹ 锅中加入适量清水、冰糖烧沸，转小火熬成糖汁，滤出杂质，再放入大枣煮至熟烂，倒入碗中，然后放入莲子及银耳搅匀即可。

---

# 芝麻赤小豆鹌鹑汤

偏方 3

🔻 原料 鹌鹑2只，黑芝麻20克，赤小豆50克，桂圆肉30克，蜜枣15克。

🔻 调料 精盐适量。

🎀 制作步骤

❶ 赤小豆、黑芝麻、桂圆肉洗净，浸泡；蜜枣洗净。

❷ 鹌鹑去毛、内脏，洗净，飞水。

❸ 将适量清水注入煲内煮沸，放入全部材料再次煮开后改慢火煲3小时，加盐调味即可。

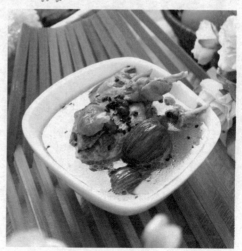

## 视力下降

　　一般而言，随着年龄的增大老年人会出现不同程度的视力下降、视物模糊等现象，这其中多数是由于生理性的衰老过程，也有部分是由于病理原因所致。

　　老年人视力下降可分为视力骤降及视力渐降。老年性视力渐降除了老年性白内障外还有如下几种：年龄相关性黄斑变性，亦称黄斑盘状变性，多发生于50岁以上老年人，发病率随年龄而增加，是老年人致盲的主要原因之一，可单眼或双眼先后受累，早期可有视物变形，视力逐渐减退，经数年终可致失明。早发现、早控制、早治疗是关键。

偏方 1

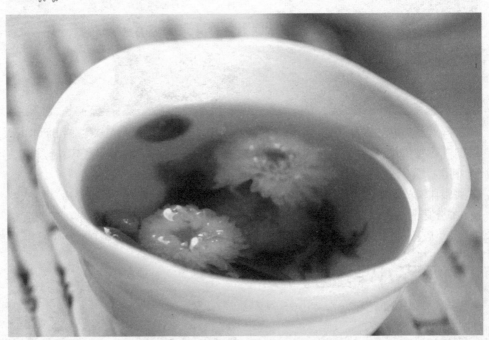

### 滋补肝肾杞菊茶

♠原料 枸杞子10克，白菊花10克，优质绿茶3克。

♠主治 视力下降、目眩、夜盲及青少年近视眼等。

✄制作、用法

上药用沸水冲泡闷10分钟，即可饮服，每日1剂，不拘时，频频饮之。

【说明】方中枸杞子为主药，是滋补肝肾之良药；菊花、茶叶疏风清热，提神明目为佐药。枸杞子列为上品，营养丰富，含有多种氨基酸和维生素、铁、磷、钙。茶叶不仅含有维生素A，并含有较多的能转化成维生素A的β胡萝卜素，可增强视网膜的感光性等，故与枸杞子、菊花配伍茶叶，能起到滋补肝肾，养阴明目的功效。